GRUNDUMSATZ UND PSYCHE

GRUNDUMSATZ UND PSYCHE

VON

DR. AUGUST WILHELM v. EIFF

PRIVATDOZENT AN DER UNIVERSITÄT BONN

MIT 48 TEXTABBILDUNGEN

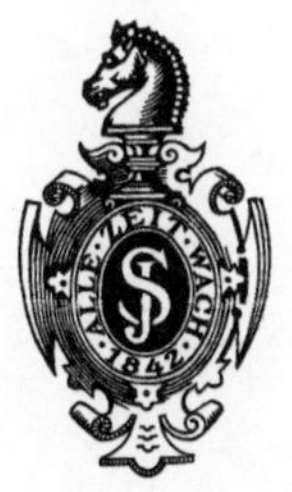

SPRINGER-VERLAG

BERLIN · GÖTTINGEN · HEIDELBERG

1957

ISBN-13: 978-3-540-02129-2   e-ISBN-13: 978-3-642-86910-5
DOI: 10.1007/978-3-642-86910-5

Druck von J. P. Peter, Gebr. Holstein, Rothenburg o. Tbr.

Einführung

„Man versteht, wie Dinge aufeinander wirken, desgleichen wie Ideen aufeinander wirken, nicht aber wie Dinge auf Ideen oder wie Ideen auf Dinge wirken sollten." Wenn wirklich Ursache und Wirkung nur unter kategorial Gleichem möglich wären, dann wäre all das, was jemals über die Beziehungen des Geistes und der Seele auf den Körper und umgekehrt gesprochen und geschrieben worden ist, leeres Gerede. Seit jenem Rationalismus ist GEULINCS obige These schon von vielen Seiten, nicht zuletzt durch die Arbeiten S. FREUDS und einiger seiner Nachfolger, als unhaltbar erwiesen worden, aber mehr im Grundsätzlichen. Zur Erkennung des Wesens und des Ausmaßes der psycho-physischen Beziehungen wurde bisher schon deshalb nur Beschränktes beigetragen, weil die Bearbeiter fast ausnahmslos einseitig vom „Seelischen" her die Beziehungen untersuchten. Es gilt, dieses Versäumnis nachzuholen und das Problem des psycho-physischen Verhältnisses von der körperlichen Seite aus gleich ernsthaft, sachgerecht und folgerichtig zu bearbeiten wie von der geistig-seelischen Seite her.

v. EIFF geht diese Aufgabe im medizinischen Bereich an, indem er den Energiestoffwechsel als Test benutzt. Er prüft dabei, wie Sinneswahrnehmungen, wie Wille zur geistigen Leistung, wie emotionale Affekte, wie also auch Schmerz nur dann, wenn er mit Affekt geladen ist, wie schließlich die bewußte und unbewußte Zeitrhythmik den Muskeltonus und das Stoffwechselverhalten beeinflussen.

v. EIFF bleibt bei seinen Untersuchungen mit beiden Füßen auf dem Boden des Körperlichen, während er den Bereich des Seelischen dauernd im Auge hat und behält. Er unterzieht sich so der schwierigsten Aufgabe, die auch der Medizin gestellt ist, einer Aufgabe, die wahrscheinlich für immer nur sehr begrenzt lösbar bleiben wird, deren Bearbeitung aber ein Hauptanliegen gerade unserer Zeit sein sollte. Die Strecke, die er in diesem Bemühen bisher erfolgreich zurückgelegt hat, bestätigt, daß er recht getan hat, sich jener Aufgabe zu unterziehen.

PAUL MARTINI

Inhaltsverzeichnis

Einleitung
Zur psychosomatischen Forschung

Untersuchungen, die sich mit dem Einfluß von psychischen Vorgängen auf das Körperliche befassen, sind schon von den verschiedensten Seiten und mit den unterschiedlichsten Methoden durchgeführt worden. Auf der einen Seite hat die experimentelle Psychologie einen großen Beitrag zu diesem Thema geliefert, der aber meistens ohne Kontakt mit der theoretischen oder praktischen Medizin geschaffen wurde und daher mehr Interesse bei der geisteswissenschaftlich orientierten Psychologie fand; auf der anderen Seite wurden die leib-seelischen Wechselbeziehungen, die bei der Ätiologie von Erkrankungen diskutiert werden, vorwiegend von Psychotherapeuten bearbeitet, die das für die Forschung in der Medizin notwendige naturwissenschaftliche Denken weitgehend vermissen lassen und zudem die somatische Seite in ihrer Beweisführung stark vernachlässigen, so daß v. WEIZSÄCKERS (1949) Forderung, das Seelische mit der gleichen Sorgfalt und Kritik wie den Körpervorgang zu erforschen, mit entgegengesetztem Schwerpunkt im allgemeinen mehr Berechtigung hat. (Zu einer objektiven Bewertung psychophysischer Reaktionen regt dagegen z. B. HOFFS Darstellung der klinischen Physiologie und Pathologie an.) Wenn auch bei den psychosomatischen Wechselbeziehungen nicht eine causa efficiens im Sinne der Naturwissenschaft anzunehmen ist, so hat doch MARTINI (1953) betont, wie wichtig es ist, den formal kausalen wie naturwissenschaftlich kausalen Beziehungen, wo immer möglich, nachzugehen und sie mit der größten Strenge für sich allein zu erfassen zu suchen. Auch ALEXANDER anerkennt durchaus noch den Begriff der Kausalität in der psychosomatischen Forschung.

Psychosomatische Beziehungen können einmal experimentell an gesunden Versuchspersonen untersucht werden. Solche Versuche, die die Anwendung der Hauptkriterien des Experiments erlauben, soweit dies bei Versuchen am Menschen überhaupt denkbar ist, sind unter Umständen als Modellversuche für klinische Fragestellungen anzusehen. Der Untersucher steht bei solchen Versuchen vor der schwierigen Aufgabe, wie er Psychisches quantitativ erfassen soll; er kommt nämlich in die Gefahr, seine Grenze zu überschreiten, wenn er sich mit Objekten beschäftigt, die nicht meßbar sind. Der Untersucher ist auf das Benehmen der untersuchten Person angewiesen, das er beobachten, filmen und auf Tonband aufnehmen kann. Er wird sich daher der Methodik des Behaviorismus bedienen. Die Auswertung der Protokolle darf nicht intuitiv geschehen. Es muß die Möglichkeit einer irgendwie meßbaren Auswertung gefunden werden. Man kann z. B. mehrere Untersucher, deren Zahl von der Homogenität des Ergebnisses abhängig ist, die Protokolle unabhängig voneinander nach bestimmten Fragestellungen auswerten lassen. Die schriftlichen Antworten dieser Gutachter werden miteinander verglichen, und zur weiteren statistischen Berechnung werden nur Versuche verwandt, bei denen alle Gutachter gleichsinnige Urteile abgegeben haben (v. EIFF 1952). Man kann z. B. auch bei einer größeren Zahl von Versuchspersonen die somatischen Reaktionen im zeitlichen Ablauf zu einem bestimmten Ereignis (z. B. Examen) prüfen, wenn 1. alle anderen diese untersuchte Größe beeinflussenden Faktoren unverändert bleiben und 2. jede Versuchsperson eindeutige, schriftlich oder auf Tonband zu fixierende Angaben über die jeweils bestehenden psychischen Reaktionen im Hinblick auf dieses Ereignis machen kann; die Versuchspersonen dürfen ihre Aussagen dabei nur in Unkenntnis über die Ergebnisse der somatischen Reaktionen machen. Es kann dann statistisch berechnet werden, ob zwischen den durch die unterschiedlichen psychischen Reaktionen gebildeten Gruppen auch hinsichtlich der somatischen Reaktionen signifikante Unterschiede bestehen.

Eine andere Methode, die bei psychosomatischen Untersuchungen angewandt werden kann, ist durch das Arbeiten mit projektiven Testmethoden gegeben und zwar so, daß hier zahlenmäßig errechenbare und damit statistischen Vergleichsuntersuchungen zugängliche psychische Gegebenheiten erfaßt werden (z. B. die Untersuchungen von ENKE u. GERCKEN 1955). Gleiches gilt für andere auswertbare Testmethoden, z. B. solche, die psychophysische Leistungen erfassen, wie z. B. die Chronozyklographie, mit der man die Einwirkung von Ermüdung auf den Bewegungsablauf studieren kann (LEHMANN 1953). Die Arbeitsweise psychologischer Statistik ist durch HOFSTAETTER (1953) beschrieben. Wenn auch die diagnostische Treffsicherheit der psychodiagnostischen Testmethoden noch nicht als sicher geklärt gelten kann, erlauben solche Untersuchungen doch die Feststellung, *jener* Verhaltensweise im psychodiagnostischen Test entsprechen *diese* körperlichen Reaktionen, bzw. es lassen sich zwischen diesen Größen keine engen Korrelationen aufstellen.

Psychosomatische Beziehungen können andererseits bei chronisch Kranken untersucht werden, wenn man die Grundsätze, die MARTINI (1932) in seiner Methodenlehre aufgestellt hat, berücksichtigt; d. h. Vorbeobachtung und therapeutischer Vergleich sind die Voraussetzung eines zuverlässigen Urteils. In der Vorbeobachtungszeit muß das somatische und psychische Verhalten des Kranken, evtl. unter dem Einfluß eines Medikaments, beobachtet werden. In der Vergleichszeit müssen alle Bedingungen der Vorbeobachtungszeit beibehalten werden, während gleichzeitig psychische Beeinflussungsversuche vorgenommen werden. Selbstverständlich darf die somatische Therapie nicht variiert werden, und psychische Beeinflussungsmöglichkeiten außerhalb der gewollten und gezielten psychischen Beeinflussung müssen ausgeschaltet werden.

Der eventuelle therapeutische Erfolg erlaubt aber nicht, als diagnosis ex iuvantibus eine Psychogenie der vorher bestandenen somatischen Störung anzunehmen. Man kann lediglich die Psychotherapie als Methode der Wahl bei dieser Erkrankung beweisen. BÜCHNER (1952) hat betont, daß man mit irgendeiner Analogie des Verhältnisses zwischen Ursache und Wirkung in der Physik den psychosomatischen Korrelationen nicht beikommt; es gibt keine errechenbare Transformation psychischer Energie in somatische nach dem Gesetz der Erhaltung der Energie, wie es die klassische Physik entwickelt hat. Dies bedeutet, daß sich zwar der Forscher so verhalten muß, als ob hier kausale Determinationen im Sinne der Naturwissenschaft vorliegen, daß er aber bei der Art seiner Methoden nicht Schlüsse über sein Fachgebiet hinaus ziehen darf. Weder durch experimentelle Modellversuche noch durch therapeutische Untersuchungen wird der Naturwissenschaftler einen Beitrag zum Wesen der Leib-Seelebeziehung liefern können, wie es z. B. PAWLOW und seine Schüler versucht haben. In der vorliegenden Arbeit sind die Stellen, in denen von der psychischen Beeinflussung somatischer Vorgänge die Rede ist, in diesem Sinne zu verstehen.

GRAFE begründete 1928 seinen — wie er selbst meint — für ein Handbuch der Physiologie ungewöhnlichen Beitrag über den „Stoffwechsel bei psychischen Vorgängen" mit den Ergebnissen von Untersuchungen, die gezeigt hätten, daß die nervösen Zentralorgane einen recht intensiven Stoffwechsel aufweisen. Diese Untersuchungen über den Gehirnstoffwechsel hätten den Impuls gegeben, Untersuchungen des Energiestoffwechsels bei geistiger Arbeit, bei seelischen Erregungen, in Hypnose und bei Psychosen durchzuführen. Die Theorie von den stärkeren Schwankungen des Gehirnstoffwechsels andererseits schien eine Erklärung für die bei diesen Untersuchungen beobachteten Veränderungen des respiratorischen Stoffwechsels zu geben.

Die von GRAFE damals referierten Arbeiten hatten später, als man die physiologische Schwankungsbreite des Ruhenüchternumsatzes kennen gelernt hatte (BERKSON u. BOOTHBY 1938) nur wenig Beweiskraft für den Einfluß psychischer Vorgänge auf den Energiestoffwechsel, da statistische Vergleiche gegenüber „Normalversuchen" fehlten. Andererseits war auch der Mechanismus evtl. wirklich nachweisbarer Umsatzveränderungen bei geistig-psychischer Tätigkeit durch die Untersuchungen des letzten Jahrzehnts über den Gehirnstoffwechsel wieder problematisch geworden.

Die Aufgabe bestand daher darin, zu klären, ob statistisch gesicherte Änderungen des Energiestoffwechsels durch psychische Einflüsse vorkommen. Im Falle eines gelungenen Beweises mußte untersucht werden, über welche Mechanismen eine Umsatzänderung erfolgt.

In der vorliegenden Arbeit wird der gegenwärtige Stand der Erkenntnis über dieses Problem dargelegt, wobei vor allem die Resultate Berücksichtigung finden, die in den letzten Jahren in eigenen Untersuchungen gewonnen wurden. Es wird gezeigt, daß der Beweis für eine psychische Beeinflussung des Energiestoffwechsels erbracht ist und daß die Frage des Mechanismus dieses Einflusses erst teilweise geklärt ist, daß aber die bisherigen unvollkommenen Erkenntnisse bereits eine praktische Bedeutung für die klinische Diagnostik besitzen. Schließlich soll dargelegt werden, in welcher Weise eine psychotherapeutische Forschung unter Einhaltung der eingangs dargelegten Prinzipien parallel zu experimentellen Modellversuchen arbeiten kann.

I. Der Nachweis einer psychischen Beeinflussung des Energiestoffwechsels

1. Der Energiestoffwechsel in Hypnose

Es war naheliegend, daß schon lange Interesse bestand, den Grundumsatz in Hypnose zu untersuchen, einmal, weil von seiten der am Stoffwechsel Interessierten Untersuchungen unter optimalen Ruhebedingungen erwünscht waren und andererseits, weil die mit Hypnose arbeitenden Ärzte nach einem objektiven Kriterium suchten, das den wissenschaftlichen Gegnern als Beweis für die Echtheit des Phänomens präsentiert werden konnte.

Während die früheren Versuche (GRAFE u. TRAUMANN 1920, GRAFE u. MAYER 1923) nach unseren heutigen Kenntnissen über die Streubreite des Grundumsatzes als noch nicht beweisend gelten können und auch die Untersuchungen von GOLDWYN (1930) noch nicht alle zur statistischen Auswertung notwendigen Voraussetzungen bieten — letzterer fand in Ruhehypnose eine durchschnittliche Grundumsatzsenkung von 3,88% —, machte die Hypnoseforschung in anderen Richtungen Fortschritte und erbrachte den Beweis, daß sie für Untersuchungen experimenteller psychosomatischer Fragestellungen geeignet ist (STOKVIS 1937, I. H. SCHULTZ 1953, VÖLGYESI 1936, 1951, KLEINSORGE u. KLUMBIES 1949).

Wegen der Möglichkeit einer exogenen Beeinflussung des emotionalen Zustandes der Versuchsperson in den vergleichenden Normaluntersuchungen bei Kälte sind Versuche in Hypnose bei indifferenten Außentemperaturen von solchen bei Kälteeinwirkung zu trennen.

a) Untersuchungen bei Behaglichkeitstemperatur

Haben die Untersuchungen, die hier durchgeführt wurden (v. EIFF 1950), den Beweis erbracht, daß die gefundenen Stoffwechselsenkungen über die Werte hinausgehen, die man bei Einhaltung von strengen Grundumsatzbedingungen erwarten kann? POLZIEN, der keine Zahlen angibt, berichtet nämlich (1955), daß er Stoffwechselsenkung bei psychischer Ruhestellung, ebenso im normalen wie im hypnotischen Bewußtseinszustand fand und daß eine Abhängigkeit der Größe der Senkung im wesentlichen von der Erregungsausgangslage und der erfolgten Ruhigstellung bestand.

In den eigenen Untersuchungen (v. EIFF 1950) wurden 16 Studenten unter strengen Grundumsatzbedingungen unter konstanten äußeren Bedingungen ohne und in Hypnose untersucht.

Methodisches. Die Versuche wurden in einer Klimakammer nach WEZLER und THAUER durchgeführt. Bei sämtlichen Versuchen wurde die Kammer auf $+25^{\circ}$C und 50% relativer Feuchtigkeit gehalten. Die Versuchspersonen waren leicht bekleidet und mit einer Decke bedeckt. Die Gaswechselgrößen wurden in 10 min-Versuchen mit Hilfe der Interferometeranalysen gemessen, wobei die offene Methode mit Douglassäcken gewählt wurde. Die Dauer der Hypnose betrug mindestens 30 min und richtete sich dann nach der Freizeit, die den Versuchspersonen, 10 gesunden weiblichen und 6 gesunden männlichen Studenten, zur Verfügung stand, so daß die Zahl der Versuche in Hypnose bei jeder Versuchsperson eine zufällige war. Vor und nach Hypnose wurden die normalen Gaswechselgrößen bestimmt. Angewandt wurde eine kombinierte Fixations-Verbal-Suggestionsmethode. Bei allen Versuchspersonen wurde mindestens das Stadium II der Hypnose (Einteilung nach FOREL, 1911), bei 4 Versuchspersonen das Stadium III erreicht.

Der Mittelwert der 63 normalen Grundumsatzbestimmungen betrug $+2{,}66\%$. Der Mittelwert der 100 Hypnosemessungen betrug $-3{,}30\%$.

Dieser absoluten Differenz von 5,96 %, um die der Energiestoffwechsel in Hypnose in diesen Versuchen gegenüber den vergleichenden Normalwerten gesenkt wurde, kommt allerdings, wie eine Analyse der Ergebnisse zeigt, keinerlei allgemeingültige Bedeutung zu. Der absolute Grad der Stoffwechselsenkung in Hypnose ist immer von der zufälligen Zusammensetzung des Versuchspersonenkreises abhängig. Es zeigt sich nämlich, daß die Höhe der Umsatzsenkung interindividuell und intraindividuell nur vom jeweiligen psychischen Zustand abhängt, falls das Stadium II der Hypnose erreicht wird. Es ist dabei, hinsichtlich des Stoffwechselverhaltens, völlig gleichgültig, ob die Hypnose noch tiefer ist (also ob eine retrograde Amnesie des Stadiums III vorliegt), während Stadium I keinerlei Änderungen des Energiestoffwechsels hervorruft.

Der Nachweis einer Stoffwechselsenkung in Hypnose in der oben angegebenen Weise gibt noch keine Antwort auf die Frage, ob sich die Grundumsatzveränderungen in Hypnose immer nur im Streubereich der normalen Grundumsätze befinden. Hier hilft nur eine Betrachtung der einzelnen Untersuchungen weiter. Hierbei ergibt sich, daß sich die Zahl 5,96%, um die durchschnittlich der Stoffwechsel in Hypnose gesenkt wurde, aus statistisch signifikanten (also mit mehr als 99,73% Wahrscheinlichkeit gesicherten) Stoffwechselsenkungen bei den 6 männlichen Versuchspersonen, nämlich durchschnittlich 9,08% (Abb. 1), einer durchschnittlichen 5,45%gen Stoffwechselsenkung in $^2/_3$ der Hypnoseuntersuchungen bei weiblichen Versuchspersonen, die ein psychisches Wohlbefinden angaben und einer durchschnittlichen 0,04%igen Umsatzsenkung bei $^1/_3$ der Hypnosemessungen von weiblichen Versuchspersonen, die psychische Störungen am Versuchstag angaben, zusammensetzt.

Wenn man die Protokolle weiter durchsieht, dann findet man auch ein einziges Mal bei einer männlichen Versuchsperson eine Umsatzsteigerung in Hypnose von 4,4%, als nämlich Schmerzen in den Armen auftraten. Nachdem diese Schmerzen wegsuggeriert waren, sank der Umsatz sofort um 9,5%.

Für die Frage, welche Umsatzsenkungen in Hypnose möglich sind, sind vor allem die Untersuchungen an 3 Versuchspersonen aufschlußreich.

Bei der männlichen Versuchsperson G. K. wurden 3 Versuchsreihen durchgeführt. In der 1. Versuchsreihe sank der Umsatz in Hypnose bis maximal —7,4% und in der 2. Versuchsreihe bis maximal —12,8%.

In der 3. Versuchsreihe betrug der normale Grundumsatzwert in der Messung von 8.56—9.06 Uhr +6,5%. Das Atemminutenvolumen betrug 5,34 l. Um 9.10 Uhr wurde die Hypnose (Stadium II bis III) eingeleitet. Diese dauerte bis 10.55 Uhr, also 1¾ Std. Schon beim 1. Hypnoseumsatz von 9.16—9.26 Uhr sank das AMV auf 4,58 l ab. Der Umsatz betrug —4,7%. In der Folge kam es bei fast gleichbleibendem AMV (niedrigster Wert war 4,4 l) zu einem stetigen Sinken des O_2-Verbrauchs. Der letzte in Hypnose gemessene Umsatz von 10.42 bis 10.52 Uhr betrug —24,6%. Der erste anschließende Umsatz im Wachzustand von 11.02—11.12 Uhr betrug —3,45%. Der nächste Umsatz von 11.13—11.23 Uhr lag wieder bei +6,1%.

Der tiefste Umsatzwert, der bei dieser Versuchsperson außerhalb der Hypnose gemessen wurde, war —5,6% (und zwar im Anschluß an die Hypnose des 2. Versuchstages). Wenn man nun einmal annimmt, daß alle Stoffwechselsenkungen in Hypnose, die nicht —6% unterschreiten, nur auf ideale Ruhebedingungen zurückzuführen sind, dann bleiben insgesamt 9 von 13 Messungen in Hypnose an den 3 Versuchstagen übrig. Der Mittelwert dieser neun Messungen ist —12,8%. Tiefer als dieser Mittelwert liegen dabei 4 von 7 Hypnosemessungen des 3. Versuchstages.

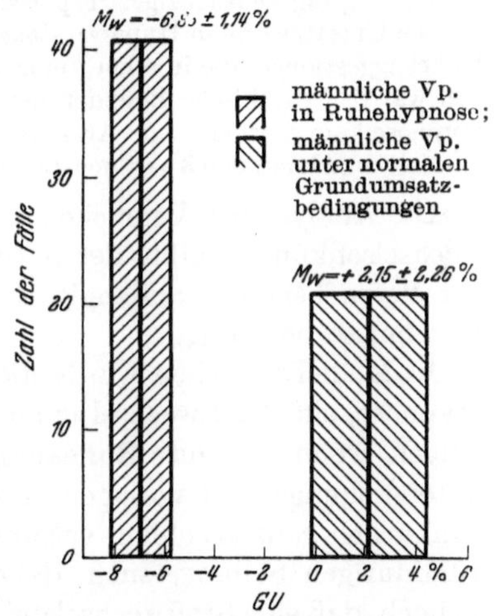

Abb. 1. Durchschnittliches Verhalten des Energiestoffwechsels (in Prozent des Sollwertes) von 6 männlichen Versuchspersonen, unter Grundumsatzbedingungen und in Hypnose. [Nach v. EIFF, Ärztl. Forsch. 4, 611 (1950)]

Es wurden hier also erhebliche Stoffwechselsenkungen beobachtet, die bei der Dauer der Versuche weder Scheinphänomene noch einfach Folge sehr guter „Grundumsatzbedingungen" sein können.

Bei 2 weiblichen Versuchspersonen, bei denen 3 bzw. 4 Versuchsreihen durchgeführt wurden, wurde jeweils an einem Versuchstag „sehr gutes psychisches Befinden" angegeben. Dabei sank bei der einen Versuchsperson der Umsatz in Hypnose auf —25,8% und bei der anderen Versuchsperson auf —27,1%.

Diese beiden Versuchspersonen zeigten also dasselbe Verhalten des Umsatzes in Hypnose wie die oben geschilderte männliche Versuchsperson G. K., d. h. der Umsatz sank in Hypnose auf Werte, die außerhalb der normalen Streubreite liegen und in der Klinik sonst mit Recht als sicher pathologisch angesehen werden.

Man könnte nun einwenden, daß gerade bei den 3 Versuchspersonen, bei denen mehrere Versuchsreihen durchgeführt wurden, die tiefsten

Senkungen in Hypnose beobachtet wurden und daß doch wohl das Training in Hypnose hierbei eine Rolle spielt.

Aber nur bei der männlichen Versuchsperson handelte es sich hierbei um die letzte Versuchsreihe. Bei der weiblichen Versuchsperson N. L. war es dagegen die erste Versuchsreihe am 18. 11. 1949, bei der sich die Versuchsperson im Stadium III der Hypnose befand, wobei der Umsatz auf —25,8% absank. Auch die 3 anderen Versuchsreihen am 9. 12. 1949, am 17. 1. und 3. 2. 1950 erfolgten in dem Stadium III der Hypnose. Am 9. 12., an dem das psychische Befinden als „gut", aber „keineswegs so gut wie am 18. 11." angegeben wurde, war der tiefste Umsatz in Hypnose —7,3%. Am 17. 1. war die Versuchsperson sehr deprimiert, da sie am Tage vorher Zeuge eines heftigen Streites gewesen war, der ihr persönlich sehr nahe ging. An diesem Tag lag kein einziger Hypnosewert unter den normalen Ausgangswerten.

Die Umsatzwerte in Hypnose stiegen sogar mehr oder minder stark an, trotz der Ruhesuggestionen, die in allen Versuchen gleichartig waren. Am 3. 2. 1950 schließlich war das psychische Befinden der Versuchsperson ähnlich wie am 9. 12. — In Hypnose kam es wieder zum Absinken des Umsatzes und zwar auf —5,1%. Ähnlich verhielt es sich mit den 3 Versuchstagen der anderen weiblichen Versuchsperson G. B.

Die Analyse der Versuche zeigt also, daß es in Hypnose echte Stoffwechselsenkungen gibt, deren Stärke von der psychischen Verfassung der Versuchsperson abhängig ist. CLAUSER hat 1952 diese prinzipiellen Ergebnisse bestätigt.

In Modellversuchen wurde die Möglichkeit geprüft, willkürlich, ohne Hypnose, eine Stoffwechselsenkung herbeizuführen. Diese Versuche mißlangen, wenn sehr gute Ruheausgangsbedingungen wie bei der Hypnoseuntersuchungsreihe vorlagen. Das Atemminutenvolumen konnte zwar willkürlich ganz erheblich vermindert werden, extrem bis 1,9 l in einem 10minutigen Selbstversuch, dabei war aber die Sauerstoffausnutzung so hoch, daß eine Stoffwechselsteigerung resultierte. Auch wurde in diesen Versuchen immer eine Sauerstoffschuld eingegangen. MILES u. BEHANAN (1934) berichteten von einem Hindu, der verschiedene Atemübungen der Yoga beherrschte, die in einer Verflachung der Atmung ohne Eingehen einer Sauerstoffschuld bestanden. Aber auch bei diesem trainierten Mann wurden dabei nur Stoffwechselsteigerungen von durchschnittlich 13% erzielt. Die Möglichkeit einer Täuschung der Versuchspersonen bei den Stoffwechselsenkungen bestand also nicht.

Wir können daher zusammenfassend feststellen, daß die Feststellung einer — gegenüber völlig normalen Ausgangswerten signifikanten — Grundumsatzsenkung in Hypnose eine objektive Methode ist, den Zustand der Hypnose zu beweisen. Sie setzt allerdings voraus, daß die Versuchsperson psychisch keinen Störungen ausgesetzt ist. Im letzteren Fall kann es, psychologisch gesehen, auch zu einer tieferen Hypnose kommen, ohne daß von der Seite der GU-Bestimmung aus die Möglichkeit der Objektivierung besteht.

POLZIEN (1955) hat noch eine andere Methode der objektiven Feststellung der Hypnose angegeben; da er öfter bei seinen Patienten nach länger ausgedehnter Schwereübung des autogenen Trainings Kältegefühl und Frösteln feststellen konnte, vermutete er Veränderungen der Kerntemperatur während des autogenen Trainings nach I. H. SCHULTZ bzw. während der Hypnose. Die von ihm gefundenen Stoffwechselsenkungen in Hypnose schienen nicht ausreichend zu sein, die vermuteten Kerntemperatursenkungen zu erklären, die bei der rückläufigen Regulation Frösteln und Kältezittern verursachen. Er führte daher bei 37 Patienten insgesamt 66 Messungen der Rectaltemperatur und der Hauttemperatur an den Gliedmaßen im Verlaufe der Erlernung des autogenen Trainings durch. Nach dem Verhalten seiner Patienten hinsichtlich Kerntemperatur und Hauttemperatur der Acren, teilte POLZIEN die Patienten in 7 Gruppen ein. Bei 3 Gruppen fiel die Rectaltemperatur ab. Auf Typ I mit Anstieg der Hauttemperaturen an den Acren und Abfall der Rectaltemperatur entfielen 20 Patienten; der durchschnittliche Kerntemperaturabfall betrug 0,25⁰ (± 0,13⁰); der durchschnittliche Hauttemperaturanstieg betrug 1,46⁰ (± 0,29⁰). Alle Patienten dieser Gruppe hätten sich, psychologisch gesehen, im hypnotischen Zustand befunden. Auf Grund seiner Versuche kommt POLZIEN zu dem Schluß, daß sich ein Mensch, bei dem nach körperlicher und seelischer Ruhigstellung die normale Körpertemperatur im autogenen Training (Dauer von 10 min) um wenigstens 0,2⁰ sinkt und im Anschluß an die Übung wieder steigt, in jener Situation befindet, die man auch als hypnotische Passivierung mit Ruhigstellung bezeichnen kann.

Wir selbst haben in Hypnoseuntersuchungen bei indifferenten Außentemperaturen keine Kerntemperatur gemessen. Aber in allen Fällen, in denen der Energieumsatz in Hypnose sank, muß man auch ein Absinken der Kerntemperatur annehmen, falls nicht die Wärmeabgabe in gleichem Ausmaß wie die Wärmebildung abnahm. Es müßte noch geklärt werden, ob in den relativ kurzen Untersuchungen von POLZIEN der Abfall der Kerntemperatur allein durch eine vermehrte Wärmeabgabe, ohne meßbare Stoffwechseländerung, bedingt ist. Wenn dies der Fall ist, dann laufen bei der von POLZIEN beschriebenen Versuchsanordnung die temperaturregulierenden Vorgänge in der metabolisch indifferenten Zone anders ab als bei langdauernden Hypnosen — nämlich als Anstieg des Stoffwechsels der Körperschale bei gleichzeitiger Abnahme des Stoffwechsels des Körperkerns, entsprechend dem von WEZLER (1949) beschriebenen umgekehrten Verhalten bei Abnahme der Hauttemperatur innerhalb der metabolisch indifferenten Zone —, und die Temperaturmessungen sind das einzig objektiv faßbare Zeichen; andernfalls ist die Messung der Kerntemperatur nur die Beobachtung der Thermoregulation an einer anderen Stelle, nämlich an der Regelgröße (wenn man sich THAUERS (1954) instruktives Regelschema zu eigen macht), während man mit den Umsatzmessungen einen Teil der Regelstrecke, nämlich die Wärmebildung, verfolgt.

Die Frage, die sich bei der Betrachtung der Ergebnisse POLZIENS stellt, ob die von diesem Autor angewandte Hypnosetechnik mit Schwere- und Wärmesuggestionen für die Tatsache der Beeinflussung der Thermoregulation infolge Hauttemperaturveränderungen eine Rolle spielt, können wir nicht beantworten. Die Hypnosetechnik, die POLZIEN angewandt hat und die auch von KRETSCHMER (1950) empfohlen wurde, hat den großen Vorteil, daß der Patient mitarbeiten kann und eine Bindung an den Arzt leichter vermieden wird. Ich halte es für durchaus möglich, daß bei Ruhe- und Behaglichkeitssuggestionen eine Warmempfindung neben der Schwereempfindung auch dann auftritt, wenn nicht spezielle Warmsuggestionen gegeben werden.

Für die Thermoregulation ist es aber nicht gleichgültig, ob durch entsprechende Suggestionen auch andere Teile des Kreislaufapparates, die Wasserausscheidung und die Atmung betroffen werden. Da die Suggestionen eine Voraussetzung des hypnotischen Zustandes sind, wird die Art des Erlernens des hypnotischen Zustandes für die Art der Regulation doch nicht bedeutungslos sein; dabei muß man berücksichtigen, daß gewisse Suggestionen, die zur Ruhehypnose führen sollen, in irgendeiner Form expressis verbis gegeben werden müssen oder in einer anderen Suggestion eo ipso eingeschlossen sind, so daß bestimmte Regulationen in jedem Fall zu erwarten sind.

Bei Menschen, die an einer Neurose leiden, und bei neurotoiden Persönlichkeiten vermißte POLZIEN unter bestimmten Situationen die Fähigkeit, im autogenen Training die Kerntemperatur zu senken. Es liegt hier ein Verhalten vor, das dem Grundumsatzverhalten in Hypnose der weiblichen Versuchspersonen (in den Untersuchungen v. EIFFS 1950) mit psychischen Störungen vergleichbar ist.

b) Untersuchungen bei Abkühlung

Ruhehypnosen bei unbekleideten Versuchspersonen in Kälte sind nicht nur dadurch von entsprechenden Untersuchungen bei Behaglichkeitstemperatur unterschieden, daß jetzt eine Störgröße (THAUER 1954), der Wärmeentzug, die Temperaturregulation beeinflußt, sondern auch dadurch, daß die Hypnose an einer Versuchsperson vorgenommen wird, die sich unter den gleichen äußeren Bedingungen, ohne Hypnose, in einem stark affektbetonten Zustand befindet. REENPÄÄ (1947) betont von den Hautsinnen, daß gewisse Inhalte dieser Wahrnehmungsgestalt so affektbetont sein können, daß es fraglich ist, ob sie mehr zu den Wahrnehmungen zu rechnen sind oder ob sie nicht eigentlich als reine Lust- oder Unlustgefühle anzusehen sind.

Auch wenn man rein begrifflich die Temperaturempfindung als außenwelt- und gegenstandsbezogen von der Allgemeinempfindung als subjektbezogen trennt (EBBECKE 1948), kann man nicht an der Tatsache vorbeigehen, daß auch auf der Seite der „reinen" Temperaturempfindungen deutliche Affektkomponenten eine Rolle spielen (HENSEL 1952).

Bei keinem sinnesphysiologischen Problem spielt der Einfluß emotional-affektiver Reaktionen eine solche große Rolle wie beim Frieren. EBBECKE (1917, 1944, 1948) ordnete das Frieren in den Bereich der Reflexempfindungen ein, d. h. daß hier der Erregungszustand wärmeregulatorischer Reflexzentren wahrgenommen wird. Hierfür spricht z. B. die direkte cerebrale Beeinflussung des Kältezitterns durch CO_2-Atmung (HENSEL 1949), wobei die Verstärkung des Zitterns mit starkem subjektiven Frieren verbunden ist. Auch die enge Koppelung der Temperaturempfindung an die chemischen Wärmeregulationen (v. EIFF 1951) scheint in diesem Sinne zu sprechen.

Diese enge Beziehung zwischen einer geistig-psychischen (Wahrnehmungs-Affekt) und einer somatischen (Energiestoffwechsel) Größe wurde in Untersuchungen gefunden, bei denen gesunde Versuchspersonen der Kälteeinwirkung auf den ganzen Körper bei 10^0C und 0^0C Raumtemperatur ausgesetzt waren. Unter nicht ausreichenden Bedingungen waren schon früher Energiestoffwechseluntersuchungen in Hypnose bei Abkühlung durchgeführt worden (GESSLER u. HANSEN 1927).

Die neuen Untersuchungen (v. EIFF 1951) wurden in einer Klimakammer nach WEZLER u. THAUER durchgeführt, wobei dieselben äußeren Bedingungen in den Vergleichsuntersuchungen ohne Hypnose garantiert waren.

Methodisches. Die 7 männlichen Versuchspersonen waren mit einer Badehose, die 4 weiblichen Versuchspersonen mit einem zweiteiligen Badeanzug bekleidet. Gemessen wurden die Gaswechselgrößen mit Hilfe von Interferometeranalysen, die Hauttemperatur mit dem vollautomatischen Thermointegralschreiber von HENSEL (1949), die Kerntemperatur mit Thermometern von $\pm 0{,}01^0$ Ablesegenauigkeit. In den Untersuchungen bei 10^0C Raumtemperatur betrug die Kälteeinwirkung nach Abdecken bei den männlichen Versuchspersonen 45 min, bei den weiblichen Versuchspersonen 25 min und bei den Untersuchungen bei 0^0C Raumtemperatur waren die männlichen Versuchspersonen 20 min, die weiblichen Versuchspersonen 15 min der Kälte ausgesetzt. Die Versuchspersonen erlitten hierbei nicht die geringsten gesundheitlichen Störungen.

1. Bei den Untersuchungen bei 10^0C Raumtemperatur wurde der Sauerstoffverbrauch in den Vergleichsuntersuchungen durchschnittlich um 70% ($\pm 40\%$) und in Hypnose um 0,5% ($\pm 1{,}1\%$) gegenüber den jeweiligen Ausgangswerten gesteigert. Es besteht mit 87% Wahrscheinlichkeit ein echter Unterschied zwischen diesen beiden Mittelwerten.

Die integrale Hauttemperatur wurde in den Normalversuchen um $4{,}62^0$ ($\pm 0{,}29^0$) und in den Hypnoseuntersuchungen um $3{,}98^0$ ($\pm 0{,}42^0$) gesenkt. Es besteht mit 75% Wahrscheinlichkeit ein echter Unterschied zwischen diesen beiden Mittelwerten.

2. Bei den Untersuchungen bei $0^\circ C$ Raumtemperatur wurde der Sauerstoffverbrauch normal durchschnittlich um 38,8% ($\pm$ 8,1%) und in Hypnose durchschnittlich um 0,8% ($\pm$ 8,1%) gegenüber den jeweiligen Ausgangswerten gesteigert. Es besteht mit 99% Wahrscheinlichkeit ein echter Unterschied zwischen diesen beiden Mittelwerten.

Die integrale Hauttemperatur wurde in den Normalversuchen durchschnittlich um $4,28^\circ$ ($\pm 0,12^\circ$), in Hypnose um durchschnittlich $4,02^\circ$ ($\pm 0,24^\circ$) gesenkt. Der Unterschied dieser beiden Mittelwerte liegt innerhalb einer Signifikanzgrenze von 37% (also mit 73% Wahrscheinlichkeit echter Unterschied).

Die Kerntemperatur wurde in Kälte normal durchschnittlich um $0,17^\circ$ ($\pm 0,06^\circ$) und in Hypnose durchschnittlich um $0,59^\circ$ ($\pm 0,08^\circ$) gegenüber den jeweiligen Ausgangswerten gesenkt. Der Unterschied der beiden Mittelwerte liegt innerhalb einer Signifikanzgrenze von 0,27%. Es bestand also ein signifikanter Unterschied.)

Alle Versuchspersonen froren nach Abdecken in den Normalversuchen und hatten ein angenehmes Allgemeinbefinden während des ganzen Hypnoseversuches. Die Temperaturempfindungen bei den Untersuchungen während 0° Raumtemperatur sind aus Abb. 2 erkenntlich.

Während relativ kurzdauernder Kälteversuche gelang es also, die chemische Wärmeregulation auszuschalten. In späteren Untersuchungen (GÖPFERT, V. EIFF u. HOWIND 1953, HOWIND 1952) wurden in Normalversuchen die Wirkung akuter Abkühlung auf den Menschen durch parallele Beobachtungen von Energiestoffwechsel und reflektorischem Muskeltonus untersucht und dabei gefunden, daß unmittelbar nach Beginn der Abkühlung die Aktionsstromregistrierung eine lebhaft ansteigende Muskelaktivität zeigt, ohne daß äußere Bewegungen oder Muskelzittern sichtbar werden. Im Anschluß an diese letztere Versuchsreihe wurden auch noch einige Hypnoseuntersuchungen an 2 Versuchspersonen durchgeführt (V. EIFF, nicht veröffentlicht). Wie in früheren Versuchen unterblieb der O_2-Anstieg in Kälte, und bei beiden Versuchspersonen, bei denen es in vergleichenden Normaluntersuchungen zu stärkerem Muskeltonusanstieg gekommen war, wurde in Hypnose nur in den ersten Sekunden nach Abdecken eine gering erhöhte Muskelaktivität festgestellt. Danach war der Muskeltonus nicht stärker als in Untersuchungen ohne Kälteeinwirkung.

In den Hypnoseuntersuchungen wurden immer starke Wärmesuggestionen gegeben. Es wurden noch keine Versuche durchgeführt, bei denen nur Ruhesuggestionen (wie in den Versuchen bei Behaglichkeitstemperatur) gegeben wurden. Die hypnotischen Suggestionen beeinflußten aber nur eindeutig einerseits die Temperaturempfindung und das Frostgefühl und andererseits die chemische Wärmeregulation. Eine signifikante Änderung der integralen Hauttemperatur wurde nicht erzielt.

Meistens war allerdings das Absinken der integralen Hauttemperatur in den Hypnoseuntersuchungen geringer als in den Vergleichsuntersuchungen. Nur bei 3 Versuchspersonen, die das SCHULTZsche Training und damit das Wärmeerlebnis beherrschten, wurde in Hypnose eine tiefere Senkung der integralen Hauttemperatur beobachtet, als dies in den vergleichenden Normaluntersuchungen der Fall war. Man könnte denken, daß diese stärkeren Gefäßkontraktionen bei häufigen autogenen Wärmesuggestionen einen Schutz gegen stärkeres Auskühlen der Kerntemperatur darstellten. Dies wäre aber eine echte Akklimatisation, die man sonst bei abgehärteten Menschen gerade nicht findet. Denn Messungen der Hauttemperatur an sogenannten abgehärteten Soldaten des letzten Krieges oder an Eskimos hatten gezeigt, daß in beiden Fällen die Durchblutung der Haut in der Kälte gegenüber derjenigen von nicht abgehärteten Weißen verbessert ist. Dies heißt, daß die Wärmeabgabe, erhöht ist; damit wird das zum Teil unerträgliche Kältegefühl reduziert, die Bewegungsfähigkeit von Händen und Füßen erhöht und die lokale Erfrierung verhindert (THAUER 1955).

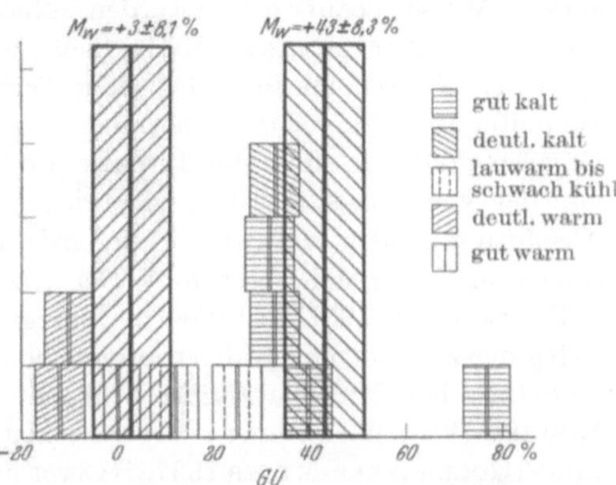

Abb. 2. Mittlere Veränderungen des O_2-Verbrauchs (in Prozent des Sollwertes) von 4 männlichen und 1 weiblichen Versuchsperson bei 0° C Raumtemperatur, ohne und in Hypnose; die dem Stoffwechselverhalten zugehörige Temperaturempfindung ist verzeichnet. [Nach v. EIFF, Z. exper. Med. 117, 261 (1951)]

Da gewöhnlich beim autogenen Training die Hauttemperatur entsprechend dem subjektiven Wärmeerlebnis ansteigt (POLZIEN 1955, SCHULTZ 1953), bei der Versuchsperson also das Wärmeerlebnis mit einer somatischen Realität gekoppelt ist, kann man sich nicht vorstellen, daß ausgerechnet in Kälte ein solcher Mensch nicht in der gleichen Weise reagiert wie die oben erwähnten Soldaten und Eskimos. Weitere Untersuchungen müssen zunächst klären, ob es sich bei den 3 diesbezüglichen Beobachtungsfällen nicht um Zufallsbefunde gehandelt hat.

2 Versuchspersonen, bei denen jeweils ein dritter Versuch mit willkürlicher Unterdrückung der Muskelbewegungen in Kälte durchgeführt worden war, konnten willkürlich die chemische Wärmeregulation beeinflussen, wie dies schon in den alten Versuchen von LÖWY 1890, SPECK 1882 und JOHANNSSON 1898 möglich gewesen war, wobei das Ausmaß der Beeinflussung in einem Fall das der Hypnose übertraf, im anderen Fall nicht erreichte.

Diese Untersuchungen haben gezeigt, daß die hypnotische Umstimmung der Zentralorgane sowohl die Bedingungen der Temperaturempfindungen wie die Bedingungen des Einsetzens der chemischen Wärmeregulation im kurzdauernden Kälteversuch ändert. Die Frage, ob das Frieren in den Bereich der Reflexempfindungen eingeordnet und von den Temperaturempfindungen streng getrennt werden muß, kann durch diese Untersuchungen nicht geklärt werden; sie ist inzwischen aber auf andere Weise beantwortet worden. Nach den Untersuchungen von HENSEL u. ZOTTERMANN (1951) fließt innerhalb weiter Temperaturbereiche, ja vielleicht sogar bei jeder Temperatur, ein ständiger Strom afferenter Impulse aus den Thermoreceptoren an die Zentralorgane. Die Gesamtzahl dieser afferenten Impulse pro Zeiteinheit ist im wesentlichen von der von HENSEL (1950) beschriebenen dreidimensionalen Metrik: Absoluttemperatur, zeitlicher Differentialquotient der Temperaturänderungen und Reizfläche bestimmt. Der „thermosensible Tonus" (HENSEL u. ZOTTERMANN 1951) löst die Thermoregulation aus, wobei ähnlich dem Erregungszustand der Kaltreceptoren eine zweiphasische Reaktion der reflektorischen Muskelaktivität beobachtet wird (GÖPFERT, v. EIFF u. HOWIND 1953), die zu einer zweiphasischen chemischen Wärmeregulation führt (GOLLWITZER-MEIER 1937, BAZETT und Mitarbeiter 1937). Im Falle einer Kälteeinwirkung auf den unbekleideten Körper ist es nun völlig unmöglich, scharf auseinanderzuhalten, was an einer Sensation „Temperaturempfindung" und was „Reflexempfindung" ist. Denn beide Arten von Empfindung sind Ausdruck ein und desselben Geschehens, nämlich der Thermoreceptorenerregung, die sich einerseits als lokalisierte Temperaturempfindung und andererseits als allgemeine, stark affektbetonte „Reflexempfindung" äußert (HENSEL 1952).

So ist es nicht verwunderlich, daß Temperatur- *und* Allgemeinbefinden durch hypnotische Suggestionen beeinflußt wurden. Die Wirkung der Hypnose ist nur so denkbar, daß eine erhebliche corticale und subcorticale Schwellenerhöhung eintritt, so daß der thermosensible Tonus, den man in Hypnose fast unverändert stark annehmen kann (die intregale Hauttemperatur gibt einen groben Hinweis hierfür), weder Kalttemperaturempfindungen und Frieren noch eine chemische Wärmeregulation auslösen kann.

In der Hypnose befindet sich der Mensch in einem Zustand intensiver Aufmerksamkeit, die so „punktförmig" auf die Suggestionen gerichtet ist, daß andere Reize nicht wahrgenommen werden. Welche Bedeutung der Aufmerksamkeit bei sinnesphysiologischen Untersuchungen zukommt, wurde von REENPÄÄ (1936, 1947, 1949, 1950) betont, der die „Wahrscheinlichkeitsimplikation" der Logistik in die Sinnesphysiologie einführte und dem Faktor der gleichen Willensanstrengung oder Aufmerksamkeit ein eigenes Zeichen W gab, als er den sinnesphysiologischen Vorgang in logistischen Zeichen darstellte.

Es ist hiernach verständlich, daß man einen erhöhten Schwellenwert auch in den Kälteversuchen erwarten kann, in denen sich eine Versuchsperson, ohne Suggestionen, auf irgendeinen Gedanken oder Gegenstand konzentriert, der sich nicht auf die Abkühlung beziehen darf (weil sonst der Schwellenwert gegenüber der Norm sogar herabgesetzt wird). Das Ausbleiben der chemischen Wärmeregulation in Hypnose ist daher kein somatisches Zeichen, das den hypnotischen Zustand beweist. Als objektives Zeichen kann man auch hier, wie in Untersuchungen bei Behaglichkeitstemperatur, nur signifikante Stoffwechselsenkungen gegenüber völlig normalen Ausgangswerten ansehen, da diese nicht willkürlich hervorgerufen werden können. Dies ist z. B. in den eigenen Untersuchungen nur 3mal der Fall.

Auch das Absinken der Kerntemperatur kann in Kälteversuchen nicht als objektives Kriterium gewertet werden, da es schon normal bei den Versuchspersonen beobachtet wird, die keine starken Stoffwechselsteigerungen aufweisen (THAUER 1955), und erst recht natürlich bei den Versuchspersonen, die durch Unterdrückung der Muskelbewegungen oder durch andersgerichtete Aufmerksamkeit die chemische Wärmeregulation ganz vermissen lassen.

2. Der Energiestoffwechsel bei geistig-psychischer Tätigkeit

Während im Experiment die Hypnose die Methode der Wahl ist, festzustellen, ob und unter welchen Bedingungen psychogene Stoffwechselsenkungen auftreten, sind Untersuchungen bei affektiven Sinneswahrnehmungen und geistiger Arbeit geeignet, zu prüfen ob und wann Stoffwechselsteigerungen infolge psychischer Einwirkungen vorkommen.

Untersuchungen in den letzten Jahren (v. EIFF 1952, v. EIFF u. GÖPFERT 1952, v. EIFF und Mitarbeiter 1952, GÖPFERT und Mitarbeiter 1953, PFLEIDERER 1954, JÖRGENS 1956 haben gezeigt, daß das geistigemotionale Verhalten der zufällig in einer Versuchsreihe erfaßten Versuchsperson das durchschnittliche Verhalten des Energiestoffwechsels bei geistig-psychischer Tätigkeit bestimmt, daß also den Ergebnissen bei Hypnoseuntersuchungen vergleichbare Verhältnisse vorliegen. Es hat daher wenig Sinn, die widersprechenden Ergebnisse der früheren Untersuchungen (Literatur bei GRAFE 1928) und der umfangreichen, aber in ihren Schlußfolgerungen heute nicht mehr haltbaren Untersuchungen von OLNJANSKAJA (1932, 1934, 1935, 1937, 1938, 1939), der Untersuchungen von SAWTSCHENKO (1942), SMIRNOW (1941), ALEXANDROW (1929), SLONIN (1938) und PUCA (1937) zu kommentieren. Auch die neueren Untersuchungen von KLEINSORGE u. BOLLAND (1956) sind methodisch unbefriedigend. Es wird nur notwendig sein, auf die von

WACHHOLDER (1946) vertretene These, daß die Höhe des Ruhenüchternumsatzes für das Verhalten des Energiestoffwechsels bei geistiger Arbeit verantwortlich ist, einzugehen und zu klären, ob dieser somatische Faktor mit einem bestimmten psychischen Verhalten gekoppelt ist, so daß die verschiedenen Aussagen nur 2 Seiten desselben Geschehens berühren. Zunächst ist zu sagen, daß durch die neuen Untersuchungen die bei geistig-psychischer Tätigkeit gefundenen Stoffwechselsteigerungen statistisch gesichert werden konnten. So fanden GÖPFERT und Mitarbeiter (1953) während des Lösens des Kraepelinrechentestes eine durchschnittliche Umsatzsteigerung von 16,6% ($\pm$1,4%) und v. EIFF u. GÖPFERT (1952) bei Aufgaben mit eingekleideten Rechenaufgaben eine durchschnittliche Umsatzsteigerung von 16,4% ($\pm$2,28%) und von 20,0% ($\pm$4,0%) beim Kraepelintest.

Wie in den Hypnoseuntersuchungen bedeuten diese Absolutzahlen nichts Allgemeingültiges; sie besagen lediglich, daß bei den zufällig untersuchten Versuchspersonen der Stoffwechsel bei geistig-psychischer Tätigkeit signifikant gesteigert wurde; die Zahlen lassen keinesfalls den Schluß zu, daß z. B. bei Rechenaufgaben à la Kraepelintest immer Stoffwechselsteigerungen in der obigen Größenordnung zu erwarten sind.

Es konnte statistisch gesichert werden, daß allein das geistig-psychische Verhalten der einzelnen Versuchspersonen das Umsatzverhalten bestimmt. Zuerst wurde festgestellt, daß die Leistung keine Rolle hinsichtlich des Umsatzverhaltens spielt. Die nach den Untersuchungen von jeder Versuchsperson aufgenommenen Tonbandprotokolle wurden darauf nach den Leitlinien einer Intelligenzlehre, die A. WENZL (1934) aufgestellt hat, ausgewertet und besonders auf die Kapazität (Maß der Befähigung zur Bedeutungserfassung und operativen Bewältigung eines Denkgegenstandes; dabei ist die Kapazität nach 3 Dimensionen zu unterscheiden: 1. hinsichtlich einer Tiefendimension — Grad der Versenkungsfähigkeit bis zur maximalen Erfülltheit vom Wesen und Sinn des Denkgegenstandes —, K_I-Begabung; 2. Fähigkeit des Denkens an und in Leerform, die Abstraktionskraft, K_{II}-Begabung; 3. Fähigkeit zur Erfassung und Herstellung beziehungs- und sinngeladener Ganzheiten und Fähigkeit zur gedanklichen Operation an und mit ihnen, K_{III}-Begabung) und das Intelligenztemperament (Eigenart der Ingangsetzung von Ablaufform des Denkprozesses hinsichtlich derjenigen Merkmale, die den Temperamentsmerkmalen gewöhnlicher Art sinngemäß analog sind, also vor allem der Ansprechbarkeit, Spontaneität, des Tempos und der Nachhaltigkeit) beziehungsweise das emotional-affektive Temperament geachtet. Von jeder Versuchsperson lagen Tonbandaufnahmen vor, die 1. nach eingekleideten Rechenaufgaben, 2. nach Additionen vieler einstelliger Zahlen, 3. nach Auswendiglernen eines Gedichtes, 4. nach Ableitung eines physikalischen Gesetzes und 5. nach der Wiedergabe eines projizierten logistischen Textes aufgenommen worden waren.

5 Gutachter, die weder das Energieumsatzverhalten der einzelnen Versuchspersonen noch die Gedankengänge einer intuitiven psychologischen Analyse, die zu der Auswertung nach den aufgezeigten Richtlinien geführt hatte, kannten, werteten, unabhängig voneinander, die Tonbandprotokolle nach folgenden 3 Fragen aus:

1. Bestand bei der jeweiligen Aufgabe Wille zur Intelligenzleistung ?

2. Wurde die Versuchsperson von der jeweiligen Aufgabe emotional-affektiv angesprochen ?

3. Wurde der Denkgegenstand intuitiv erfaßt (K_I-Begabung) ?

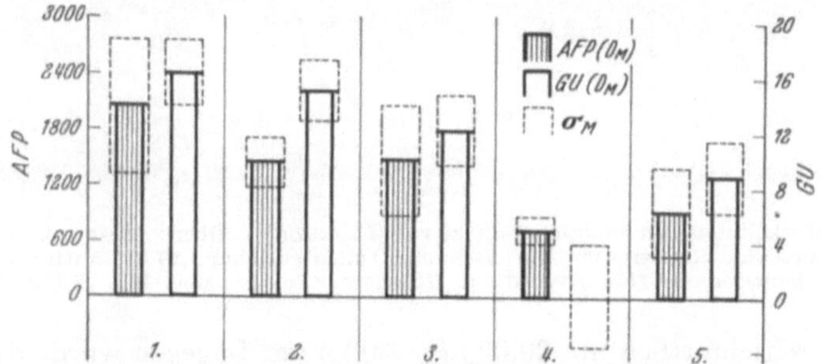

Abb. 3. Durchschnittliches Verhalten des Energieumsatzes (*GU*) und Muskeltonus (*AFP*) des rechten Unterarmes von 12 Versuchspersonen bei 5 Aufgaben: 1. eingekleidete Rechenaufgaben, 2. Additionen vieler einstelliger Zahlen, 3. Auswendiglernen eines Gedichtes, 4. Ableitung eines physikalischen Gesetzes, 5. Wiedergabe eines logistischen Textes. (Nach PFLEIDERER, Inaugural-Dissertation, Heidelberg 1954)

Nur Versuche, in denen die 5 Gutachter die 3 Fragen gleichsinnig beantwortet hatten, wurden daraufhin verwertet. Von den 57 Versuchen wurden bei 37 Versuchen einstimmige Urteile abgegeben. Es wurden nun für die statistische Auswertung der diesen 37 Versuchen zugehörigen Energieumsätze 2 Gruppen gebildet: die erste Gruppe bestand aus Versuchen, bei denen die Versuchspersonen starken Willen zur Intelligenzleistung und emotional-affektives Denken gezeigt hatten; die zweite Gruppe bestand aus Versuchen, in denen die Versuchspersonen den Denkgegenstand intuitiv erfaßt, und solchen, in denen die Versuchspersonen schwachen Willen zur Leistung gezeigt hatten. Der Energieumsatz wurde in der ersten Gruppe, die aus 24 Versuchen bestand, durchschnittlich um 21% ($\pm$ 1,99%) und in der zweiten Gruppe, die aus 13 Versuchen bestand, um 3% ($\pm$ 1,93%) gesteigert. Die Differenz der beiden Mittelwerte ist größer als das 6fache des mittleren Fehlers der Differenz. Diese Intelligenz- und begleitenden psychischen Faktoren konnten sich auch in den verschiedenartigen Aufgaben auswirken, so daß signifikante Unterschiede des durchschnittlichen Umsatzverhaltens bei den einzelnen Aufgaben hierauf zu beziehen sind (s. Abb. 3).

So war z. B. bei der leichtesten Aufgabe, der Addition einstelliger Zahlen, der Wille zur Intelligenzleistung am stärksten, weil sich keine Versuchsperson der Blamage aussetzen wollte, die einfachen Additionen nicht ausführen zu können; der Wille zur Intelligenzleistung war nur nach dem Temperament verschieden. Der Umsatz stieg bei dieser Auf-

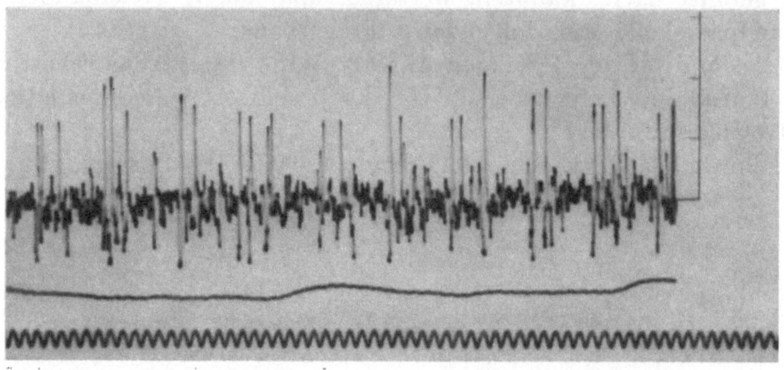

Abb. 4. Muskeltonus bei emotional-affektiven Reaktionen. Oben: Muskelaktionsströme rechter Unterarm. Registrierung mittelschnell; Ordinateneichung 10 μV. Mitte: Kurve des Mechanogramms. [Nach v. EIFF u. GÖPFERT, Z. exper. Med. **120**, 72 (1952)]

gabe durchschnittlich um 20,0% ($\pm$ 4,0%) an. Dagegen wurde die Aufgabe, deren Inhalt die Ableitung eines physikalischen Gesetzes mit Formeln bildete, von allen Versuchspersonen als die schwierigste empfunden. Der Schwierigkeitsgrad wurde subjektiv so hoch bewertet, daß der Wille zur Intelligenzleistung minimal war. Eine Ausnahme bildete die Versuchsperson, die Physik studiert hatte. Das durchschnittliche Umsatzverhalten dieser Aufgabe war —0,6% ($\pm$ 3,21%); bei dem Physiker dagegen war der Umsatz bei dieser Aufgabe um 17% gestiegen.

Parallel zu den Stoffwechselmessungen war bei allen Versuchspersonen der Muskeltonus vom rechten Unterarm abgeleitet worden. Abb. 3 zeigt das Umsatzverhalten und die Muskeltonusstärke am rechten Unterarm bei den 5 Aufgaben (PFLEIDERER 1954). Die Gruppenbildung nach der psychologischen Auswertung der Tonbandprotokolle ist auch für das Verhalten des registrierten Muskeltonus charakteristisch. So fand sich bei der Gruppe mit Willen zur Intelligenzleistung und emotional-affektivem Denken im Gegensatz zur anderen Gruppe eine erhebliche Muskelaktivität am rechten Unterarm (Abb. 4). Nicht immer war der Muskeltonus dabei gleichmäßig hoch; es fanden sich auch Bilder, wie in Abb. 5, bei denen also der Muskeltonus immer stärker wurde, bis er in einer auch im Mechanogramm (untere Kurve) sichtbaren Bewegung des Unterarms seinen Höhepunkt fand, worauf der zunehmende Erregungsvorgang wieder begann. Nur einmal wurde eine „reine Periodik", also Salven rhythmischer Aktionsströme, die von Perioden der „Ruhe" unterbrochen sind, registriert, von der man annehmen kann, daß es sich um eine zentral gesteuerte Periodik handelt (Abb. 6).

Die Bedeutung geistig-psychischer Faktoren für die Höhe der Stoffwechseländerung und das, wie wir später sehen werden, hierfür wichtige

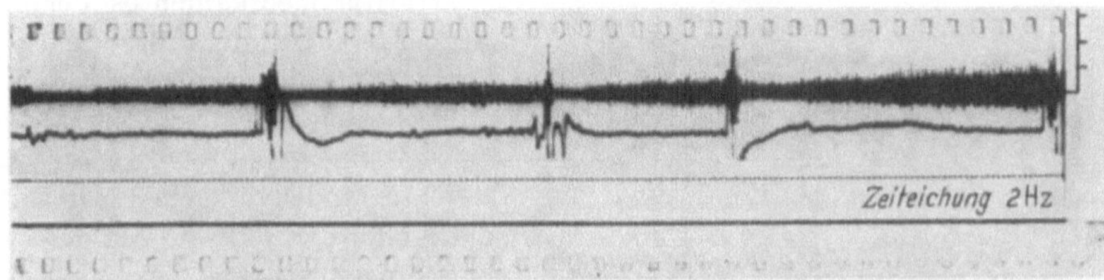

Abb. 5. Besonderes qualitatives Verhalten des Muskeltonus bei geistiger Arbeit. Oben: Muskelaktionsströme bei langsamer Registrierung. Zeiteichung (punktierte Linie): 2 Hz. Mitte: Kurve des Mechanogramms. [Nach v. EIFF u. GÖPFERT, Z. exper. Med. **120**, 72 (1952)]

Muskeltonusverhalten wurde auch in Beobachtungen anderer Art unterstrichen.

Eine Versuchsperson löste z. B. die gestellte Additionsaufgabe à la Kraepelintest während einer 5minutigen Umsatzmessung. Dabei stieg der Muskeltonus am rechten Unterarm an, und der Energiestoffwechsel lag 36% über den vergleichenden Ruhemessungen. Die Versuchsperson

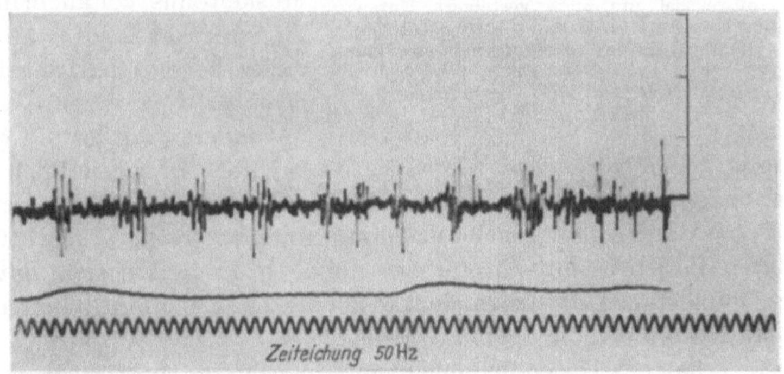

Abb. 6. Periodik in den Aktionsströmen. Registrierung wie in Abb. 4. [Nach v. EIFF u. GÖPFERT, Z. exper. Med. **120**, 72 (1952)]

zeigte — nach der Analyse des Tonbandprotokolls — ein starkes emotional-affektives Temperament (das übrigens mit dem entsprechenden Intelligenztemperament eng zusammenhängt). 12 Tage später wurde der Versuchsperson in tiefer Hypnose der posthypnotische Befehl erteilt, sie könne an diesem Tag Rechenaufgaben nur mit kontemplativer Einstellung, ohne jeden Affekt, lösen. Dann wurde im Kontrollversuch eine gleich schwere Additionsaufgabe projiziert; wiederum wurde die Aufgabe in 5 min gelöst; dabei blieb der Energieumsatz und der Muskeltonus des rechten Unterarms praktisch unverändert gegenüber den vergleichenden Ruhemessungen (Abb. 7).

Das Muskeltonusverhalten wurde auch bei Schmerzreaktionen untersucht (v. EIFF 1955). Wenn z. B. bei einem Patienten mit chronischer Polyarthritis medikamentös der affektive Schmerz beseitigt wurde, verschwand die vorher bestehende Muskeltonuserhöhung (Abb. 8).

In Modellversuchen wurde offenbar, daß die Art des Schmerzertragens das Muskeltonusverhalten bestimmt. In diesen Modellversuchen wurden den Versuchspersonen durch ischämische oder durch mechanische Reize Schmerzen zugefügt. Nur bei affektiven Schmerzreaktionen kam es dabei zu einem Anstieg des reflektorischen Muskeltonus, vor allem in der Nachbarschaft des Schmerzreizes; bei sehr heftigen affektiven Reaktionen wurde auch an anderen entfernten Mus-

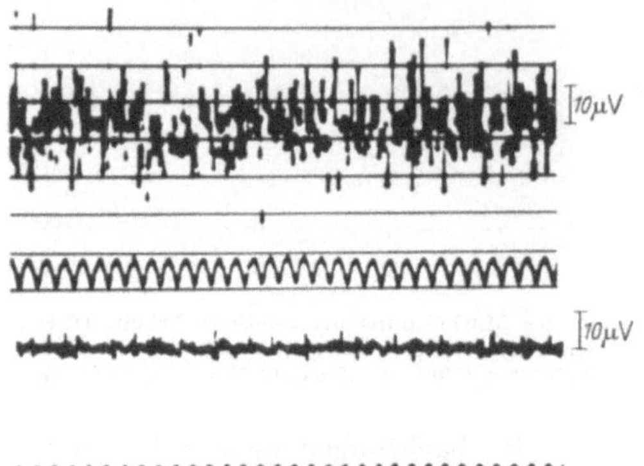

Abb. 7. Beispiel für die Bedeutung der geistig-psychischen Reaktionen für das Energiestoffwechsel- und Muskeltonusverhalten. Oben: ohne suggestive Beeinflussung. Aufgabe: Additionsaufgabe à la Kraepelintest. Leistung: in 5 min richtig gelöst. Energiestoffwechsel um 36% gesteigert. Unten: Kontemplative Einstellung unter posthypnotischem Befehl. Aufgabe: gleichschwerer Paralleltest. Leistung: in 5 min richtig gelöst. Energiestoffwechsel um 1% gesenkt. (Nach v. EIFF, Verh. dtsch. Ges. inn. Med. 1952, 468)

kelgruppen eine gesteigerte Aktivität beobachtet. Dagegen blieb der Muskeltonus unverändert gegenüber Ruhemessungen, wenn der gleiche Schmerzreiz ohne Affekt gleichmütig hingenommen wurde. Auch bei der erwähnten Patientin mit chronischer Polyarthritis zeigte sich, daß an Untersuchungstagen, an denen sie ihre Schmerzen gleichmütig hinnahm, keine Muskeltonuserhöhungen auftraten.

Ebenso hatten Untersuchungen mit psycho-diagnostischen Tests gezeigt, daß die Stärke der sthenisch-affektiven Reaktionen die Stärke der Muskeltonuserhöhung bestimmt (v. EIFF und Mitarbeiter 1952).

Auch bei Kranken mit einer endogenen Psychose war für das Ruhenüchternumsatz- und Muskeltonusverhalten nicht entscheidend, ob eine Schizophrenie oder eine cyclothyme Depression vorlag, sondern, wie stark die affektiv-emotionalen Reaktionen der Patienten am Untersuchungstag waren (v. EIFF und Mitarbeiter 1952). So lag bei 21 Untersuchungen von Patienten mit cyclothymen Depressionen der Grundumsatz bei +10,2% (± 2,9%) und bei 21 Untersuchungen von Kranken mit Schizophrenie bei +13,6% (± 3,34%); die Stärke des Muskeltonus des rechten

Armes war bei den cyclothymen Depressionen durch ein Amplitudenfrequenzprodukt von 3653 und bei der Schizophrenie durch ein Amplitudenfrequenzprodukt von 3888 charakterisiert. Zum Vergleich sei das
durchschnittliche Amplitudenfrequenzprodukt des rechten Armes bei
geistiger Arbeit gesunder Versuchspersonen genannt; es lag in den Untersuchungen von v. Eiff u. Göpfert 1952 bei den eingekleideten Rechenaufgaben — mit einer durchschnittlichen Umsatzsteigerung von 16,4% —
bei 2380 bei männlichen und bei 2050 bei
den weiblichen Versuchspersonen (Pfleiderer 1954); d. h. die emotionalen Reaktionen wirkten sich bei endogenen Psychosen im Verhältnis zu gesunden Versuchspersonen am Muskeltonus scheinbar
stärker aus als am Energieumsatz (s. später im Kapitel „Der Muskeltonus“ über die
unterschiedliche Steigung der Trendgraden
von vegetativen Neurosen und gesunden
Versuchspersonen bei geistiger Arbeit).

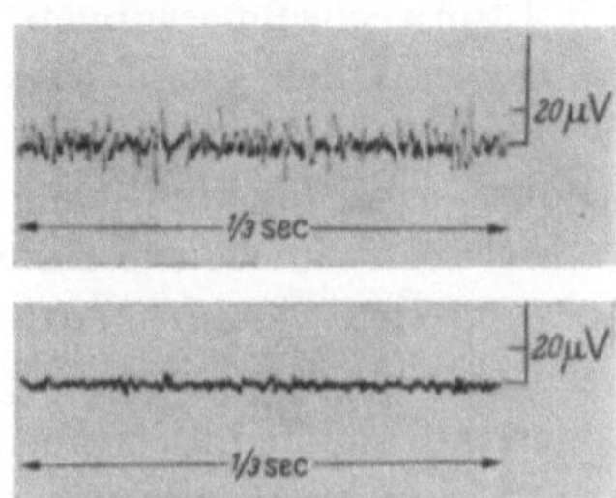

Abb. 8. Muskeltonus bei Schmerzreaktionen und ohne Schmerzen
nach Irgapyrin-Injektion bei einer
Patientin mit sekundär-chroni-
scher Polyarthritis. Oben: Ableitung am linken Unterarm; Schmerzen. Unten: Ableitung wie oben,
20 min nach Irgapyrininjektion;
fast schmerzfrei. (Nach v. Eiff,
3. Europ. Rheuma-Kongreß, Sche-
veningen 1955)

In diesen Untersuchungen bei endogenen Psychosen waren in 28% bei den
Cyclothymien und in 48% bei den Schizo-
phrenien Grundumsatzsteigerungen über
21% gefunden worden. Unter Berücksichtigung der 1952 noch nicht errechneten,
sondern geschätzten Grundumsätze im engeren Sinn (von psychischen
Einflüssen freie Energieumsätze) wurden von v. Eiff und Mitarbeitern
nur noch in 8% nicht psychogene Umsatzsteigerungen angenommen, die
nach den heutigen Erkenntnissen auch noch als nicht sicher erhöhte
Umsätze angesehen werden müssen. Inzwischen haben die Radio-Joduntersuchungen von Bonati und Mitarbeitern (1955) bei endogenen
Psychosen keine signifikanten Abweichungen gegenüber der Norm ergeben; auch Reiss und Mitarbeiter (1933) haben meistens eine normale
Schilddrüsenaktivität bei Radio-Joduntersuchungen gefunden, so wie
schon früher Curtis u. Fertman (1947), Turner und Mitarbeiter (1940),
bei affektiven emotionalen Reaktionen keine signifikanten Änderungen
des Jodstoffwechsels gefunden hatten im Gegensatz zu Brown-Grant
und Mitarbeitern (1954).

An der Bedeutung der emotionalen Faktoren für das Ausmaß der
Umsatzänderungen ist nach diesen Untersuchungen nicht mehr zu
zweifeln. War aber mit dem Beweis einer Korrelation von psychischen
Faktoren und Umsatzverhalten bei geistiger Arbeit die Frage, warum
die verschiedenen Untersucher so unterschiedliche Resultate gewannen,
erschöpfend beantwortet ?

Zuerst ist zu dem oben Gesagten noch ein Zusatz zu machen, daß nämlich größere Stoffwechselsteigerungen nur in relativ kurzdauernden Versuchen zu erwarten sind, wenn sich die initiale Erregungsphase, die insbesondere durch ein affektiv-emotionales Angesprochenwerden zustande kommt, stoffwechselmäßig auswirken kann. Wenn man die Versuche dagegen so durchführt, daß man die Versuchsperson erst eine längere Zeit dieselbe Art von geistiger Arbeit durchführen läßt, bis man mit Stoffwechselmessungen beginnt, dann muß man mit einem Nachlassen des Willens zur Leistung und der emotionalen Affektivität rechnen. so daß man selbst bei einem gleichartigen Versuchspersonenkreis durchschnittlich geringere Umsatzsteigerungen finden wird.

Fiel nun auch der Höhe des Ruhenüchternumsatzes, wie WACHHOLDER (1946) meinte, ein entscheidendes Gewicht für das Ausmaß der Umsatzsteigerung bei geistiger Arbeit zu ? WACHHOLDER vermutete bei höheren Ruhenüchternumsätzen kompensatorische Stoffwechselsenkungen, wie er es bei körperlicher Arbeit gefunden und bei Ernährungsbilanzen sehr wahrscheinlich gemacht hatte. Arbeitshypothetisch wären die verschiedenen Auffassungen zwanglos dahin zu vereinbaren, daß Menschen, die psychisch und körperlich sehr entspannt sind und einen niedrigeren Umsatz aufweisen, einen viel größeren „affektiven Spielraum“, z. B. bei geistiger Arbeit, haben als Menschen, die bereits in „Ruhe“ stärkere emotionale Erregungen und einen höheren Umsatz haben.

Die Untersuchungen von v. EIFF u. GÖPFERT (1952) hatten keinen Zusammenhang zwischen Höhe des Ruhenüchternumsatzes und Höhe der Stoffwechselsteigerung bei geistiger Arbeit erkennen lassen; auch bei Untersuchungen an Adipösen und Thyreotoxikosekranken (JÖRGENS 1956) war bei Durchsicht der Versuchsergebnisse innerhalb der einzelnen Erkrankungen kein Anhalt für einen solchen Zusammenhang gefunden worden. Doch war in diesen Untersuchungsreihen auffallend, daß die Thyreatoxikosekranken bei allen Arten geistiger Arbeit in verschiedenem Ausmaße geringere Stoffwechselsteigerungen aufwiesen als eine Vergleichsgruppe von normalen Versuchspersonen. Bei der deutlichsten Differenz lag der Unterschied des durchschnittlichen Umsatzverhaltens innerhalb einer Signifikanzgrenze von 5%.

Dieses Ergebnis war mit der These WACHHOLDERS zwar nicht ohne weiteres in Einklang zu bringen, da die kompensatorischen Stoffwechselsenkungen gerade ein Charakteristikum höherer Umsätze *gesunder* Versuchspersonen sein sollten; doch blieb für das gefundene Phänomen keine andere einleuchtende Erklärung, so daß die Frage der Abhängigkeit der Stoffwechselsteigerungen bei geistiger Arbeit von der Höhe des Ruhenüchternumsatzes bei gesunden Versuchspersonen auch unter Berücksichtigung des Muskeltonus erneut geprüft und statistisch berechnet wurde (JESDINSKY 1956).

Von den im Kapitel „Muskeltonus" berichteten Versuchsreihen wurden für diese Korrelationsberechnungen nur die Rechenteste (optische und akustische) verwandt, weil sich hier, wie sich immer wieder zeigte, Wille zur Leistung und emotionale Affektivität am stärksten auswirkten. Abb. 9 gibt das Verhalten der einzelnen Größen zueinander wieder. Der Korrelationskoeffizient r bei 50 Wertpaaren von Grundumsatz und Umsatzsteigerungen bei den Rechentests (Abb. 9a) ist —0,392; d. h. bei einem Zufallshöchstwert von $r = 0,415$ läßt sich ein signifikanter Zusammenhang so nicht nachweisen. Auf der graphischen Darstellung (Abb. 9a) fallen aber 4 Punkte auf (besonders markiert), die die Korrelation besonders stören; sie stammen von 2 Versuchspersonen, die wegen fehlendem Tonus bei den Tests bzw. Hyperventilation auch so auffällig waren. Wenn man diese 4 Punkte wegläßt, dann ergeben die restlichen 46 Wertpaare mit $r =$ —0,579, bei einem Zufallhöchstwert von $r = 0,432$, eine signifikante Korrelation; d. h. mit ungefähr 33% Anteil (r^2!) beeinflußte die Höhe des Grundumsatzes in diesen 46 Untersuchungen das Ausmaß der Umsatzsteigerung bei Rechentests. Da fast 67% anderer Einflüsse aber dieses Verhalten bestimmten (wobei bereits stark abweichendes Verhalten nicht berücksichtigt ist), ist es verständlich, daß die früheren Beobachtungen nicht zu einheitlichen Resultaten gekommen waren. Diese erste Art der Betrachtung läßt noch nicht erkennen, ob stärkere emotionale Reaktionen kompensatorische Stoffwechselsenkungen zur Folge haben oder ob bei höheren Ruhenüchternwerten geringere emotionale und somatische Reaktionen vorliegen.

Wenn man die Beziehungszahl m zwischen Energieumsatz und Muskeltonus (s. Abschnitt: Die Berechnung des Grundumsatzes im engeren Sinn) mit dem Grundumsatz im engeren Sinn vergleicht, würde eine signifikante Korrelation bedeuten, daß einem Anstieg des Grundumsatzes im engeren Sinn eine Abnahme der relativen (auf einen bestimmten Muskeltonus bezogen) Stoffwechselsteigerung entspräche; d. h. daß man keine unlogische Aussage macht, wenn man kompensatorische Stoffwechselsenkungen vermutet. Für diese Korrelation (Abb. 9b) wurden nur Untersuchungen verwandt, bei denen der Einfluß des Muskeltonus auf den Grundumsatz mit mindestens 2 σ gesichert war; für die 14 Wertpaare war zwar mit $r =$ —0,683, bei einem Zufallshöchstwert von 0,736, die Korrelation noch nicht signifikant; doch kann man bei der statistischen Prüfung dieser Frage an einem größeren Material diese Signifikanz erwarten, da bereits bei 14 Wertpaaren mit einer Wahrscheinlichkeit von 99% eine echte Beziehung bestand.

Man kann daher annehmen, daß sowohl psychische Faktoren wie kompensatorische Stoffwechselsenkungen das Verhalten des Energiestoffwechsels bei geistig-psychischer Tätigkeit bestimmen können. Es ist nicht wahrscheinlich, daß diese beiden Komponenten gekoppelt sind.

Wenn man daher die für die 46 Wertpaare errechnete Korrelation von $r = 0,579$ auf kompensatorische Stoffwechselsenkungen bezieht, dann dürfte der größte Teil der 67% anderer Einflüsse durch die verschiedenen geistig-psychischen Faktoren bestimmt sein.

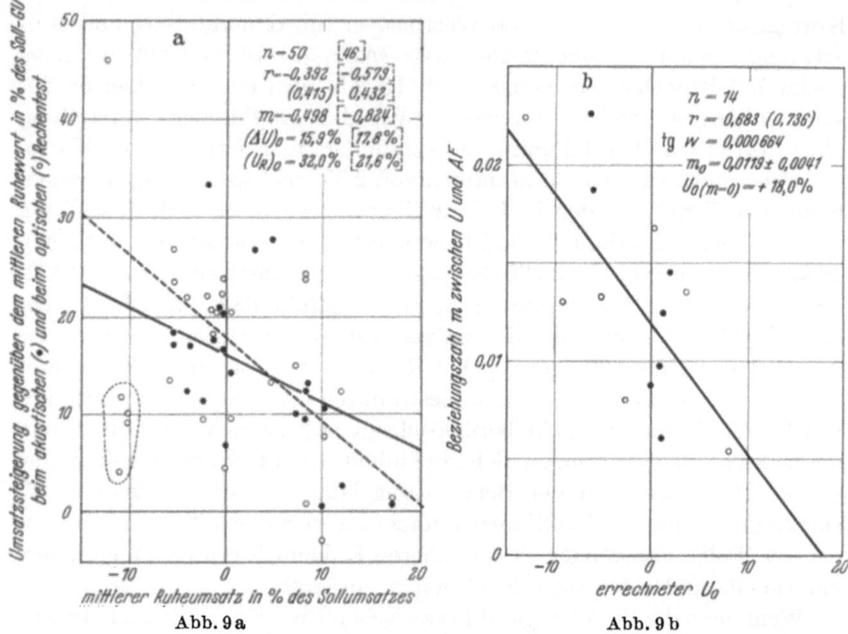

Abb. 9 aAbb. 9 b

Abb. 9 a u. b. Zur Frage des Einflusses der Höhe des Ruheumsatzes auf die Stoffwechselsteigerung während emotionaler Reaktionen. a) Beziehungen von mittlerem Ruheumsatz (U_R) zur Umsatzsteigerung (Δ_U). b) Beziehung von Grundumsatz im engeren Sinn (U_O) zum Verhältnis: Energieumsatz/Tonus (m). r Korrelationskoeffizient. In Klammern steht der Zufallshöchstwert. 9a: • akustische Rechentexte; ○ optische Rechentexte. — 9b: • Zusammenhang zwischen U und AF mit mindestens 99,73%, ○ mit mindestens 95% Wahrscheinlichkeit gesichert

3. Die Bedeutung des Zeitbewußtseins
für den Energiestoffwechsel

In den letzten Jahren haben eine Reihe ausgezeichneter Untersuchungen an Bienen, Staren, Tauben und am Krebs gezeigt, zu welchen erstaunlichen Leistungen die „innere Uhr" fähig ist (v. FRISCH 1950, 1951, 1954, KRAMER 1951, 1952, PARDINI u. PAPI 1952, WAHL 1932, SAUER 1953). HOFFMANNS Untersuchungen am Star (1953), der nie im Leben die Sonne gesehen hatte, ergaben Hinweise, daß die „innere Uhr" mit ihrem 24 Std-Gang angeboren ist, nicht aber die richtige Einstellung auf die Ortszeit. In Untersuchungen mit einem künstlichen, um 6 Std verspäteten

Tag konnte Hoffmann zeigen, daß sich die „innere Uhr" allein über die Augen verstellen läßt.

Da sich unter künstlich konstant gehaltenen Umgebungsbedingungen exogene, nun aperiodisch werdende von unverändert periodisch weiterlaufenden Erscheinungen trennen lassen, von denen man annehmen muß, daß es sich um endogene Komponenten mit exogenen Steuerfaktoren handelt, hat Aschoff (1955) diese synchronisierenden Steuerfaktoren, die er „Zeitgeber" nennt, besonders untersucht, um die endogenen Faktoren so klar erkennen zu können. Als Zeitgeber der tierischen 24 Std-Periodik kommen alle direkt oder indirekt mit der Erddrehung gekoppelten Vorgänge in Betracht, sofern sie für ein Tier reizwirksam sind. Neben diesen meteorologischen Zeitgebern sind solche der Umwelt des Tieres zu berücksichtigen (Futtertermin, „Duft"periodik des Geschlechtspartners, Geräuschperiodik des Laboratoriums usw.).

Beim sicheren Ausschluß aller denkbaren Zeitgeber unter Laboratoriumsbedingungen kann man die endogene Periodik, sofern vorhanden, erkennen; diese muß nach einiger Zeit zu einer Abweichung der Periodendauer von 24 Std führen, da man nicht erwarten kann, daß biologische Prozesse mit derselben Präzision wie die Erddrehung ablaufen (Aschoff).

In den Untersuchungen von Aschoff genügte denn auch die Erzeugung absolut konstanter Beleuchtungs- und Temperaturverhältnisse, bei Dauerfutterangebot und Ausschluß von periodischen Geräuschänderungen, bei der Maus und bei Vögeln eine Eigenfrequenz der Aktivität nachzuweisen. Die Periodendauer wurde bei nachtaktiven Tieren im Dauerdunkel kürzer, im Dauerlicht länger als 24 Std, während sich bei tagaktiven Tieren das umgekehrte Verhalten findet.

Wichtig für die Ergebnisse unseres eigenen Versuchs am Menschen ist die Feststellung Aschoffs, daß für die Wirksamkeit eines Zeitgebers nicht nur dessen Stärke (im physikalischen Sinne), sondern ebenso die Empfindlichkeit des Tieres für die jeweilige Reizart entscheidend ist und daß diese Empfindlichkeit gewissen Wechseln unterliegt.

Durch diese neueren Untersuchungen dürfte der alte Streit über die Ursache der Rhythmik entschieden sein (Literatur hierüber s. Jores 1935). Die Auffassung von Menzel (1941, 1947, 1950), die die 24 Std-Rhythmik des Menschen als erzwungene Schwingung im physikalischen Sinne ansieht, fand ihre Stütze in den erwähnten Tierversuchen. Unklar aber war, welche exogenen Faktoren die Synchronisation mit den 24 Std-Rhythmen des Kosmos erzeugen.

Die Beobachtungen von Osborn (1907) und Gibson (1905), die auf größeren Seereisen ihre Temperatur verfolgten und feststellten, daß die Tagesperiodik streng ortsgebunden ist, wurde so gedeutet, daß die Tagesperiodik exogen durch einen unbekannten kosmischen Faktor beeinflußt wird (Jores 1935, Menzel 1941). Dazu kam, daß zwar eine Beeinflussung der Rhythmik durch die Lebensweise (VÖLKER 1927, REGELSBERGER 1937, KLEITMANN 1948), aber keine Umkehr der Tag-Nacht-Periodik, selbst nach jahrelanger umgekehrter Lebensweise, beobachtet wurde (MENZEL 1941, 1948). So wurde auch eine Abnahme der Atemfrequenz, des O_2-Verbrauchs und der CO_2-Abgabe für nachtcharakteristisch gehalten (MENZEL 1941).

Die oben erwähnten Untersuchungen an Tieren haben gezeigt, welche Bedeutung Zeitgeber für die Synchronisation der Rhythmik besitzen; der stärkste Zeitgeber ist dabei zweifellos die Erfassung des Sonnenstandes bzw. in Untersuchungen mit künstlichen Sonnen die Erfassung des Standes der künstlichen Sonne.

Diese Tieruntersuchungen waren uns 1952 noch nicht bekannt; aber die Beobachtungen von OSBORN u. GIBSON über den ortsgebundenen Rhythmus einerseits und die Beobachtungen MENZELS andererseits, daß bei Nachtarbeitern keine Rhythmusumkehr festzustellen war, hatten den Verdacht erweckt, daß beim Menschen der synchronisierende Faktor ein geistig-psychisches Phänomen darstellt, nämlich das Zeitbewußtsein.

EHRENWALD (1931), MEERLOO (1935), MACH (1900), BERGSON (1900), MINKOWSKI (1931) nahmen eine primitive unbewußte und eine bewußte Komponente des Zeitbewußtseins an.

Die Annahme der Beeinflussung der Körperrhythmik durch das Zeitbewußtsein war das eine Motiv, eigene Untersuchungen durchzuführen, da ja geistig-psychische Faktoren gefunden werden sollten, die den Stoffwechsel beeinflussen können. Der zweite Grund war der, daß die früheren Beobachtungen über den 24 Std-Rhythmus der Stoffwechselgrößen wenig Beweiskraft hatten, da die Untersuchungen nicht unter den zu fordernden Bedingungen durchgeführt worden waren; hierunter sind Untersuchungen zu verstehen, bei denen entweder während körperlicher Ruhe calorisch und in der Zusammensetzung (Eiweiß!) völlig gleiche Nahrungs- und Flüssigkeitsmengen in gleichen Zeitabständen bei Tag und Nacht eingenommen oder mehrere Tage lang Messungen bei völliger Nüchternheit immer im Wachzustand durchgeführt werden. Eine genaue Kenntnis der biologischen Streuung des Stoffwechsels ist aber für unsere Problemstellung unerläßlich.

Entsprechend den eingangs dargelegten Richtlinien durfte ein Versuch, der die Bedeutung eines psychischen Phänomens untersuchen will, nicht durch andere psychische Störungen beeinflußt werden. Da dieser Versuch vielleicht als Modell für ähnliche Untersuchungen gelten kann, sei er ausführlicher besprochen. Wir standen 1952 im Physiologischen Institut in Heidelberg folgenden Schwierigkeiten gegenüber:

1. In einer Stadt war es wegen des Straßenlärms schwierig, das Zeitbewußtsein über längere Zeit erfolgreich zu täuschen; das künstlich

gesetzte Geräusch, das den Straßenlärm übertönen muß, kann ohne psychische Belastung nicht unbegrenzt lange gesetzt werden.

2. Es ist nicht möglich, gesunden Versuchspersonen über längere Zeit eine völlig gleichartige Nahrung bei Tag und Nacht („Rhythmuskost") zu verabreichen, ohne Appetitstörungen zu erzeugen. Eine abwechslungsreiche, wohlschmeckende Rhythmuskost und Untersuchungen mehrerer Organfunktionen verlangen aber für längere Zeit einen größeren Mitarbeiterstab.

3. Geeignete große Räume, in denen eine Reihe von Versuchspersonen gleichzeitig untersucht werden konnten, standen nicht zur Verfügung. In einem kleinen Raum bestand die Gefahr, daß bei längeren Untersuchungen dieser Art eine Haftpsychose entstand.

Deshalb konnte ein Versuch, der einen Kompromiß bei den verschiedenen Schwierigkeiten darstellen mußte, nur ein erster Versuch sein, der darüber Aufklärung schaffen konnte, ob sich ein solcher Versuch in großem Stil, z. B. im Rahmen einer Polexpedition, bei der durch Weglassen des Zeitgebers „Uhr-ablesen" auch das Auftreten von nicht ganz 24stündigen, endogenen Rhythmen erwartet werden kann, lohnt.

Für diesen Versuch stellten sich 2 Medizinstudentinnen zur Verfügung, die keine Ahnung von der Problemstellung des Versuchs hatten. Die Versuchspersonen nahmen an, daß bei ihnen Rhythmusuntersuchungen durchgeführt wurden, in denen durch die Klimakammer kosmische Einwirkungen weitgehend ausgeschaltet wurden; es wurde ihnen gesagt, daß auch die Kenntnis des Wetters evtl. schon die Rhythmen beeinflusse und daß sie kein Radio mitnehmen dürften, um nicht durch das zufällige Abhören des Wetterberichtes den Erfolg des Versuches zu gefährden. Am 4. Tag würden wir, so wurde ihnen gesagt, ein neues Rhythmusmittel erproben, dessen Hauptwirkung von uns vor dem Ende des Versuchs nicht genannt werden dürfe, um suggestive Wirkungen auszuschließen; als leider nicht zu umgehende Nebenwirkung habe dieses Mittel einen starken hypnotischen Effekt.

Die Versuchszeit, 7 Tage, wurde so gewählt, daß sie in die Follikelhormonphase der beiden Versuchspersonen fiel, die durch Temperaturmessungen über lange Zeit hin ermittelt wurde. Der Versuch wurde in einer Klimakammer, die als gemütliches Wohn-Schlafzimmer eingerichtet war, bei einer konstanten Temperatur von 21⁰ durchgeführt; in einem zur Klimakammer gehörigen kleinen Vorraum wurde ein Wasch- und Toiletteraum eingerichtet. Die laufende Ventilation absorbierte fast völlig den Straßenlärm; um aber völlig konstante Geräuschverhältnisse zu schaffen, wurde nachts vor der Klimakammer während des Tages auf Tonband aufgenommener Straßenlärm reproduziert. In der Klimakammer herrschten während des 7tägigen Versuchs bei Tag und Nacht völlig konstante Lichtverhältnisse. Die beiden Versuchspersonen, die strenge körperliche Ruhe einhalten mußten, waren nur durch ihre Armbanduhr und ihren Wecker (der aber während des Versuches nicht läutete, ohne daß wir dies ausdrücklich untersagt hätten) bewußt über die Zeit orientiert. Diese Uhren waren von den Versuchspersonen zu Hause gestellt worden und zeigten die M.E.Z. während der ersten 3 Versuchstage an. Am 4. Tag wurden diese Uhren, während die Versuchspersonen in Narkose waren, um 9 Std verstellt. Dreistündlich erhielten die Versuchspersonen bei Tag und Nacht eine von Mahlzeit zu Mahlzeit in ihrer Zusammensetzung wechselnde Kost, die aber jeweils pro Person 270 Calorien, 9 g verwertbares Eiweiß und 250 cm³ Wasser enthielt. Lediglich am 2. Tag wurde eine Rhythmuskost gegeben, die auch in ihrer Zusammensetzung 8mal gleich war.

Die Zahlen waren aus Stoffwechselversuchen dieser beiden Versuchspersonen errechnet worden und entsprachen genau dem Tagesbedarf bei dieser „Tätigkeit"; bei beiden Versuchspersonen blieb auch während des 7tägigen Versuches das Gewicht konstant.

Um zu vermeiden, daß durch die Art der Zusammenstellung der Ernährung auf eine bestimmte Tageszeit geschlossen werden konnte, wurde die Reihenfolge der pro Tag vorgesehenen 8 Mahlzeiten von Anfang an täglich gelost. Es blieb so dem Zufall überlassen, ob z. B. als Mittagessen eine warme Mahlzeit oder belegte Brötchen gereicht wurden.

Der Versuchsleiter und seine beiden Mitarbeitergruppen mußten besonders darauf achten, sich nach der Zeitumstellung nicht durch unangebrachte Müdigkeit (die Tagesgruppe arbeitete doch in den letzten Tagen nachts!) oder Bemerkungen zu verraten.

Von den uns in diesem Zusammenhang interessierenden Größen wurde 3stündlich, jeweils vor den Mahlzeiten, immer im wachen Zustand — um nicht an den Schlaf gekoppelte Rhythmen zu erfassen — gemessen:

1. 8 min lang die Sublingual-Temperatur (mit Thermometern von $\pm 0{,}01^\circ$ Ablesegenauigkeit).

2. Atemminutenvolumen
3. Atemfrequenz
4. O_2-Verbrauch   } mit dem Gerät der Firma Hartmann & Braun.
5. CO_2-Abgabe

Am 4. Tag wurde den beiden Versuchspersonen um 9 Uhr Evipan-Natrium injiziert. Während der Narkose wurden dann sämtliche Uhren 9 Std vorverstellt.

Die subjektive Täuschung des Zeitbewußtseins durch die Narkose gelang, wie die eingehende auf Tonband aufgenommene Exploration am Ende des Versuchs durch einen nicht zum Mitarbeiterstab gehörenden Kollegen ergab, vollständig in dem Sinne, daß die Versuchspersonen niemals während des Versuchs vermuteten, daß die von ihnen abgelesene Uhrzeit nicht mit der MEZ übereinstimmte. Die Mitteilung der wahren Uhrzeit am Ende des Versuchs bedeutete eine große Überraschung für beide Versuchspersonen.

Von den untersuchten Stoffwechselgrößen (s. Abb. 11a, 12a, 13a, 14a, 16) zeigten nur die Rhythmuskurven der Kerntemperatur (Abb. 11a) bei beiden Versuchspersonen ein weitgehend gleiches Verhalten. Bei beiden Versuchspersonen fanden sich vom 1.—3. Tag und vom 5.—7. Tag 24stündige und 12stündige Frequenzen (v. EIFF 1955). Die Intensität, mit der diese Rhythmen bei der experimentellen Schwingungsanalyse (Methode s. OBERHOFFER 1955) vorhanden sind, ist bei beiden Versuchspersonen nicht gleich. Der auffälligste Unterschied ist aber das stärkere Hervortreten der 12 Std-Rhythmen nach der Zeittäuschung (s. Abb. 10).

Beim Vergleich der Rhythmuskurven vor und nach Zeittäuschung fanden sich bei den Kerntemperaturen der beiden Versuchspersonen Phasenverschiebungen der 24- und 12stündigen Rhythmen im Sinne einer Verspätung von ca. 2 Std. Bei der Analyse dieser Kurven auf nicht-sinusförmige Grundschwingungen zeigte es sich, daß bei beiden Versuchspersonen nach der Narkose ein zweites, entsprechend der Zeittäuschnug

um 9 Std verschobenes Minimum der 24 Std-Rhythmen zu einer Uhrzeit
(17 Uhr MEZ) auftrat, bei der vor der Narkose das Maximum der 24 Std-

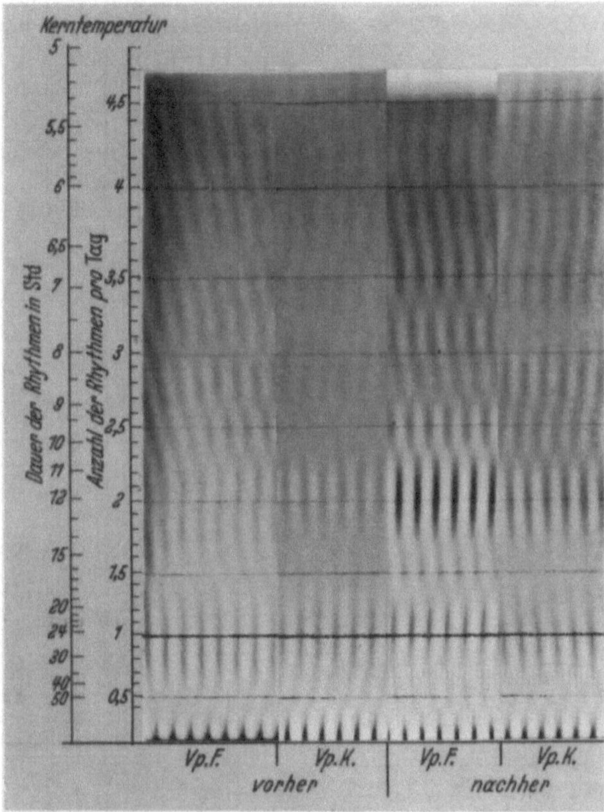

Abb. 10. Projektionsperiodogramme der Kerntemperaturkurven der 2 Versuchspersonen
der Abb. 11. — Diese beiden Kurvenzüge wurden einer experimentellen Schwingungsanalyse auf sinusförmige Grundschwingungen unterzogen; als Methode hierfür wurde die
Projektionsperiodographie gewählt. Bei Vorliegen einer sinusförmigen Schwingung zeigt
sich diese im sog. Projektionsperiodogramm dadurch an, daß gitterförmige deutliche
Schwarz-Weißaffekte in einem bestimmten variablen Abstand von der Grundlinie auftreten.
Dieser Abstand von der Grundlinie (s. Eichung der Ordinate) ist ein direktes Maß der vorhandenen Frequenzen. Hierbei ist die Intensität der Differenz „Hell-Dunkel" ein Maß für
die Amplitude dieser Grundschwingung. Die in der oberen Hälfte des Projektionsperiodo-
grammes erkennbaren schwächeren gitterförmigen Schwarz-Weißeffekte sind zu wenig
intensiv, als daß sie das Vorliegen entsprechend kürzerer Rhythmen beweisen würden.
„Vorher" bedeutet vor der Zeittäuschung, 1.—3. Tag, „nachher" nach der Zeittäuschung,
5.—7. Tag. [Nach OBERHOFFER, Acta med. scand (Stockh.) Suppl. 307, 76 (1955)]

Rhythmen gelegen war. Aus einer Kurve mit einem Minimum war somit
eine Kurve mit 2 Minima entstanden (s. Abb. 11a: 5.—7.Tag).
 Vergleicht man bei der statistischen Darstellung das durchschnittliche
Verhalten der Kerntemperatur vor und nach der Narkose, dann zeigt

sich die auffallendste Verschiedenheit im Gradienten des Temperaturverlaufs von 14 Uhr nach 17 Uhr MEZ (s. Abb. 11 b u. c).

Wenn man die mittleren Gradienten des Temperaturverlaufs von
14 Uhr nach 17 Uhr MEZ vor und nach Narkose statistisch vergleicht
(Abb. 11 b u. c), indem man jeweils
den Differenzenquotienten der Temperatur nach der Zeit (Zeitintervall
14—17 Uhr) bildet, ergibt sich ein
Unterschied, der bei der Versuchsperson F. innerhalb einer Signifi-

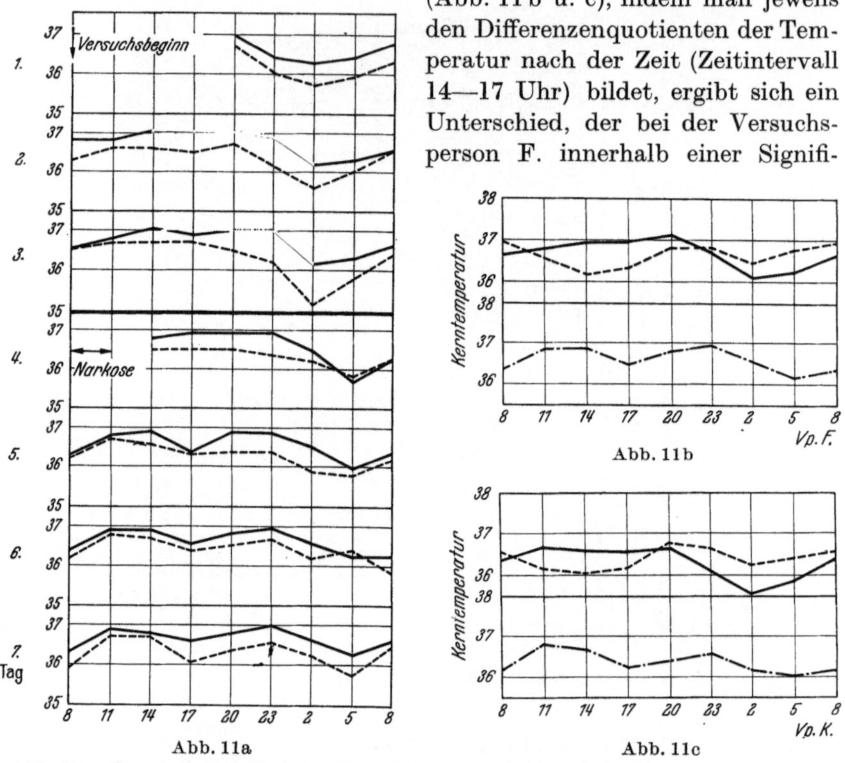

Abb. 11 a. Kerntemperatur zweier Versuchspersonen im 7tägigen Rhythmusversuch mit
Zeittäuschung. Ausgezogene Linie Versuchsperson F., gestrichelte Linie Versuchsperson K.
Ordinate: Gradeinteilung in Celsius. Abszisse: Zeiteinteilung in Uhrzeit. [Nach v. Eiff und
Mitarbeiter, Z. exper. Med. **120**, 295 (1953)]
Abb. 11 b u. c. Kerntemperatur. Abb. b: Vp. F. Abb. c: Vp. K. Jeweils oben: Ausgezogene
Linie = arithmetische Mittelwerte der ersten 3 Tage; gestrichelte Linie = um 9 Std ver-
schobene arithmetische Mittelwerte der letzten 3 Tage. Unten: Arithmetische Mittelwerte
der letzten 3 Tage

kanzgrenze von 1% und bei der Versuchsperson K. innerhalb einer Signifikanzgrenze von 2% liegt, d. h. es bestand bei der Versuchsperson F.
mit 99% Wahrscheinlichkeit und bei der Versuchsperson K. mit 98%
Wahrscheinlichkeit ein echter Unterschied der mittleren Gradienten des
Temperaturverlaufs von 14 Uhr nach 17 Uhr MEZ vor und nach Narkose.
Dies beweist, daß bei beiden Versuchspersonen nach der Zeitumstellung
an einer Stelle eine signifikante Änderung der Temperaturrhythmuskurve
erfolgt ist, die allerdings nur zu einer teilweisen Anpassung des 24 Std-

Temperaturrhythmus an die Zeitauffassung geführt hat. Bei der Versuchsperson K. ist der Unterschied des Differenzenquotienten der Temperatur nach der Zeit (Zeitintervall 14 Uhr bis 17 Uhr) vom 5.—7. Tag zunehmend, bei der Versuchsperson F. abnehmend, d. h. die Temperaturkurven der einen Versuchsperson passen sich im Gegensatz zur anderen

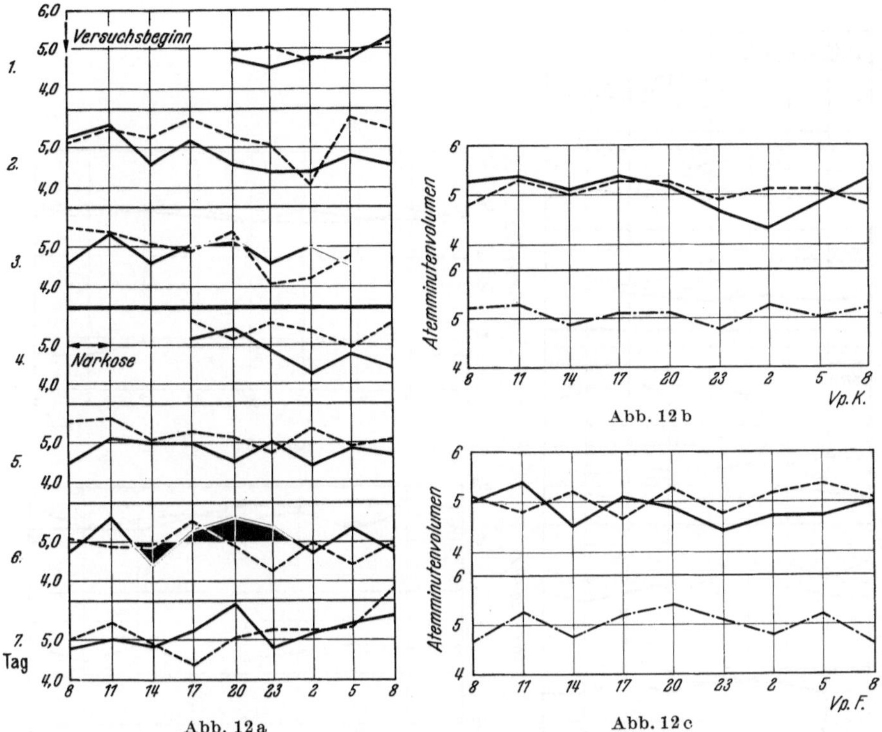

Abb. 12a. Atemminutenvolumen der 2 Versuchspersonen der Abb. 11a. Ordinate: Atemminutenvolumen in l, sonst Bezeichnung wie in Abb. 11a
Abb. 12b u. c. Atemminutenvolumen. Bezeichnung wie in Abb. 11b u. c

Versuchsperson täglich besser dem getäuschten Zeitbewußtsein an (Abb. 11a).

Im Gegensatz zu den Angaben in der Literatur zeigten die Versuchspersonen unter diesen strengen Rhythmusbedingungen vor der Narkose durchaus kein einheitliches Verhalten des O_2-Verbrauchs (Abb. 14a), der CO_2-Abgabe (Abb. 15a) und des RQ (Abb. 16, S. 35), des Atemminutenvolumens (Abb. 12a) und der Atemfrequenz (Abb. 13a), weder untereinander noch in der Gegenüberstellung von Tag zu Tag. Bei der statistischen Berechnung sieht man, daß vor der Narkose durchschnittlich bei der Versuchsperson K. die Kurven des O_2-Verbrauchs 2 Minima, mit

tiefstem Punkt um 17 Uhr, und die Kurve des CO_2 2 Minima, mit tiefstem Punkt um 14 Uhr, aufweisen. Lediglich die Atmungskurven zeigen
Tiefpunkte nach Mitternacht, lassen aber auch eine Senkung um 14 Uhr
bzw. um 17 Uhr erkennen. Auch bei der Versuchsperson F. sind die
Kurven des O_2-Verbrauchs, der CO_2-Abgabe und des Atemminutenvolumens vor der Narkose Kurven mit mehreren Minima, bei denen zwar

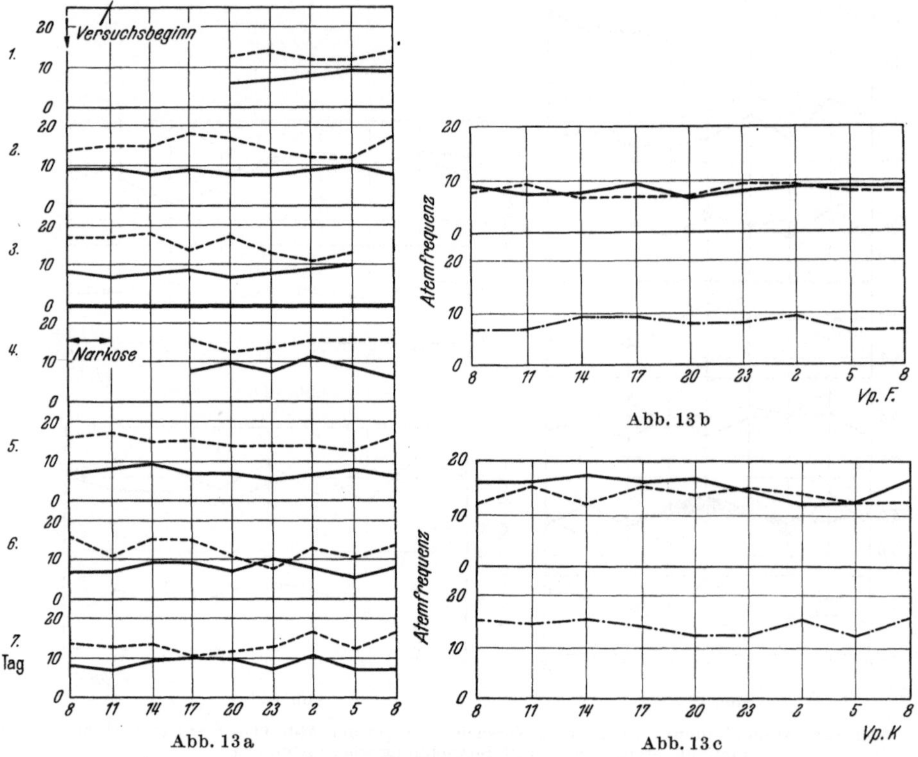

Abb. 13a. Atemfrequenz der 2 Versuchspersonen der Abb. 11a. Ordinate: Atemfrequenz,
sonst Bezeichnung wie in Abb. 11a
Abb. 13b u. c. Atemfrequenz. Bezeichnung wie in Abb. 11b u. c

die tiefsten Werte nach 20 Uhr liegen, allerdings nur unbedeutend unter
den Minima des Tages. Diese verschiedenen Kurven der beiden Versuchspersonen vor der Narkose beweisen, daß der Energiestoffwechsel nicht
einen gesetzmäßigen Verlauf wie die Kerntemperatur zeigt, wenn entsprechend strenge Versuchsbedingungen eingehalten werden. Nach der
Zeitumstellung fehlt am 5. Tag weitgehend die Rhythmik des O_2-Ver-
brauchs, der CO_2-Abgabe und der Atemfrequenz bei der Versuchsperson K.

Zwar lassen die Kurven des Energiestoffwechsels und der Atmung vor
der Narkose keinen typischen Unterschied des Tag-Nacht-Rhythmus

erkennen, doch ist es offenkundig, daß die Kurven nach der Zeitumstellung nicht denjenigen vor der Narkose gleichen.

Wir haben nun wieder untersucht, ob im Gradienten der *Energiestoffwechsel-* und *Atmungsgrößen* von 14 Uhr nach 17 Uhr MEZ ein bedeutsamer Unterschied vor und nach der Narkose besteht.

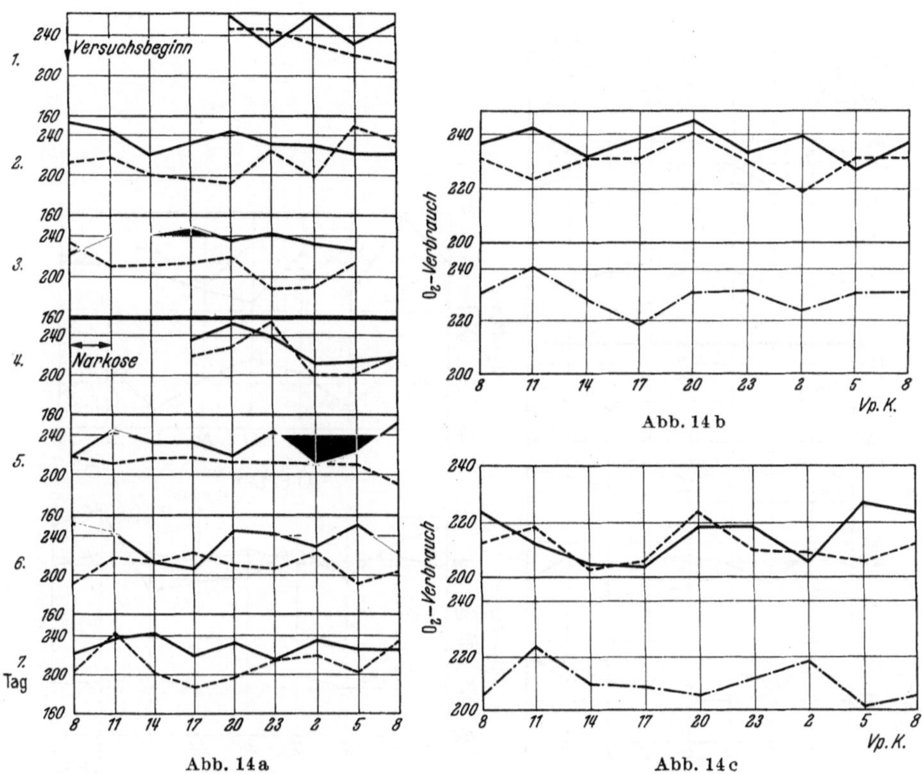

Abb. 14 b

Abb. 14 a   Abb. 14 c

Abb. 14a. Sauerstoffverbrauch der 2 Versuchspersonen der Abb. 11a. Ordinate: O₂-Verbrauch in cm³, sonst Bezeichnung wie in Abb. 11a

Abb. 14b u. c. Sauerstoffverbrauch. Bezeichnung wie in Abb. 11b u. c

Bei beiden Versuchspersonen verlaufen die Gradienten von 14 Uhr nach 17 Uhr beim *Atemminutenvolumen* fast parallel. Dagegen liegt der Unterschied des Differenzenquotienten des Atemminutenvolumens nach der Zeit (Zeitintervall 23 Uhr nach 2 Uhr) bei der Versuchsperson F. innerhalb einer Signifikanzgrenze von 28% (Abb. 12b) und bei der Versuchsperson K. innerhalb einer Signifikanzgrenze von 12% (Abb. 12c).

Bei der Versuchsperson F. besteht kein Unterschied im Gradienten der *Atemfrequenz*, weder von 14 Uhr nach 17 Uhr, noch von 23 Uhr nach 2 Uhr (Abb. 13b). Bei der Versuchsperson K. liegt der Unterschied des Differenzquotienten der Atemfrequenz nach der Zeit (Zeitintervall 23 Uhr nach 2 Uhr) innerhalb einer Signifikanzgrenze von 9% (Abb. 13c).

Bei der Versuchsperson F. liegt der Unterschied des Differenzenquotienten des O_2-*Verbrauchs* (Abb. 14b) nach der Zeit (Zeitintervall 14 Uhr bis 17 Uhr) innerhalb einer Signifikanzgrenze von 7%, bei der Versuchsperson K. dagegen innerhalb einer Signifikanzgrenze von 90% (Abb. 14c). Bei beiden Versuchspersonen besteht ein Unterschied im Gradienten des O_2-Verbrauches von 23 Uhr nach 2 Uhr MEZ; bei der Versuchsperson K., die keinen Unterschied im Gradienten von 14 Uhr nach 17 Uhr aufwies, liegt der Unterschied des Differenzenquotienten des O_2-Verbrauchs

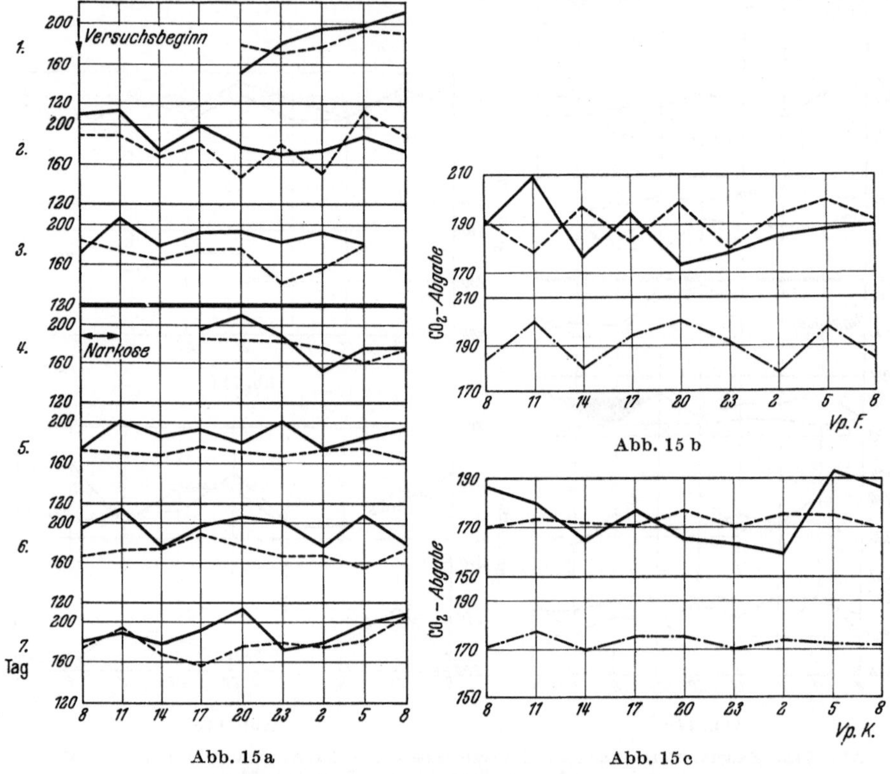

Abb. 15a   Abb. 15c

Abb. 15a. Kohlensäurebildung der 2 Versuchspersonen der Abb. 11a. Ordinate: CO_2-Verbrauch in cm³, sonst Bezeichnung wie in Abb. 11a
Abb. 15b u. c. Kohlensäurebildung. Bezeichnung wie in Abb. 11b u. c

nach der Zeit (Zeitintervall 23 Uhr bis 2 Uhr) innerhalb einer Signifikanzgrenze von 11% (Abb. 14c).

Bei der Versuchsperson F. liegt der Unterschied des Differenzenquotienten der CO_2-*Abgabe* nach der Zeit (Zeitintervall 14 Uhr bis 17 Uhr) innerhalb einer Signifikanzgrenze von 50% und des Differenzenquotienten nach der Zeit (Zeitintervall 23 Uhr bis 2 Uhr) innerhalb einer Signifikanzgrenze von 9% (Abb. 15b), während bei der Versuchsperson K. der Unterschied des Differenzenquotienten der CO_2-Abgabe nach der Zeit (Zeitintervall 14 Uhr bis 17 Uhr) innerhalb einer Signifikanzgrenze von 11% liegt (Abb. 15c).

Dieser Versuch lieferte den Beweis, daß auch das Zeitbewußtsein auf den Stoffwechselablauf Einfluß hat. Denn es gelang mit 98% bzw. 99% Wahrscheinlichkeit bei beiden Versuchspersonen Änderungen im Rhythmusverlauf der Kerntemperatur zu erzielen. Einerseits nun erfolgte die Änderung der Rhythmuskurven nach der Zeittäuschung nur in der Weise, daß eine 9stündige Verschiebung der Minima mehr oder minder deutlich ausgeprägt war, daß aber der alte, vor der Zeittäuschung bestehende Rhythmus nicht aufgehoben, nur evtl. um 3 Std verschoben wurde, und andererseits zeigten die Rhythmuskurven der verschiedenen Körperfunktionen bei der Versuchsperson K. deutlich eine fortschreitende bessere Anpassung an die subjektive Zeit, während bei der Versuchsperson F. mehrmals das entgegengesetzte Verhalten zu bemerken war.

Folgende Deutung dieses Phänomens ist möglich: die 24 Std-Rhythmik stellt einen unbedingten Reflex im Sinne PAWLOWS auf die Sonnenrhythmik dar; dieser Reflex ist angeboren und auf Grund generationenlanger Reflexbahnung entstanden. Die Erfassung der Ortszeit mit Hilfe der verschiedenen „Zeitgeber" schafft einen erworbenen, bedingten Reflex. In dem beschriebenen Rhythmusversuch war nun erwünscht, daß nur 2 Zeitgeber auf die Versuchspersonen wirken, nämlich das Ablesen der Uhren und die Feststellung, wann das Tag- und Nachtteam der Mitarbeiter seinen Dienst versah. Es ist nun aber doch

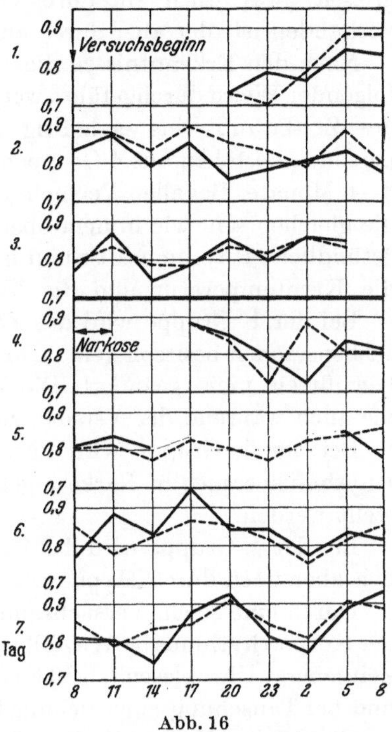

Abb. 16

Abb. 16. Respiratorischer Quotient der 2 Versuchspersonen der Abb. 11 a. Ordinate: RQ, sonst Bezeichnung wie in Abb. 11 a

denkbar, daß nach der Zeittäuschung auch noch andere Zeitgeber, wenn auch nicht mit vollem Bewußtsein, erfaßt wurden, z. B. Lärm, müdes Aussehen des scheinbaren Tagteams nach der Zeittäuschung und frischeres Aussehen des scheinbaren Nachtteams der letzten 4 Tage. In verschiedener Stärke könnten solche Zeitgeber, die unerwünscht waren, nach der Zeittäuschung auf die beiden Versuchspersonen gewirkt haben. Es ist aber auch denkbar, daß die beiden Versuchspersonen mit verschiedener Empfindlichkeit auf den Zeitgeber „Uhrablesen" reagierten.

3*

Wie oben erwähnt, beobachtete auch Aschoff (1955) solche unterschiedliche Empfindlichkeit für Zeitgeber bei Tieren. Da bei den anderen Stoffwechselgrößen vor der Narkose kein typischer Unterschied des Tag- und Nachtrhythmus bestand, andererseits aber bei beiden Versuchspersonen mit 90% Wahrscheinlichkeit nach der Zeittäuschung beim Sauerstoffverbrauch und bei der Kohlensäurebildung Rhythmusveränderungen erkennbar waren, kann man annehmen, daß bei diesen Stoffwechselgrößen zwar auch ein durch Zeitbewußtsein gesteuerter Rhythmus vorhanden ist, der aber durch andere Faktoren stark „verwischt" wird.

Nach den Erkenntnissen dieses Versuches müßte ein Großversuch in folgender Weise durchgeführt werden, damit das Problem der Bedeutung des Zeitbewußtseins endgültig geklärt werden kann. Die Versuchspersonen bestehen aus 4 Gruppen zu 6 Mann. Die Versuchsdauer beträgt 3—6 Monate. Bei allen Versuchsgruppen müssen die Lebensbedingungen die gleichen sein wie in dem oben beschriebenen Rhythmusversuch, also 3stündliche Rhythmuskost und konstante Ruhebedingungen. Es genügt, die Kerntemperatur und die Urinausscheidung (s. unten) zu messen.

Bei der 1. Gruppe wird das Zeitbewußtsein nicht geändert; die Versuchspersonen besitzen keine Uhr. Auch bei der 2. Gruppe wird das Zeitbewußtsein nicht geändert. Die Versuchspersonen behalten ihre Uhren, die auch während der Versuchszeit nicht verstellt werden.

Bei der 3. Gruppe wird das Zeitbewußtsein wie in beschriebenem Rhythmusversuch in Narkose getäuscht, indem lediglich die Uhren verstellt werden.

Bei der 4. Gruppe wird das Zeitbewußtsein wie bei Gruppe 3, zusätzlich aber noch durch Hypnose getäuscht.

Durch eine solche Versuchsanordnung würde man feststellen, wie sich der Körperrhythmus bei Wegfall von Zeitgebern, bei alleiniger Wirkung des Zeitgebers „Uhrablesen", bei Täuschung des „cerebralen Zeitbtewußseins" und bei Täuschung noch tieferer Schichten des Zeitbewußtseins verhält.

Ein solcher Versuch ließe sich besonders ideal im Rahmen einer Polexpedition durchführen, da hier der Tag-Nachtwechsel von hell und dunkel entfällt und auch nicht die Gefahr besteht, daß andere Zeitgeber, die nicht erwünscht sind, eine Rolle spielen.

Unser Untersuchungsmaterial ermöglicht, noch eine andere Frage statistisch zu errechnen.

Lüderitz (1949) glaubte das Zustandekommen des 24 Std-Rhythmus der Körpertemperatur durch bestimmte Beobachtungen erklären zu können. Er nahm an, daß die Temperaturkurve in gewissem Ausmaß von der Urinausscheidung abhängig ist; würde nämlich viel Urin ausgeschieden, dann lägen die Temperaturen höher, würde weniger Urin ausgeschieden, dann lägen sie tiefer. Diese Beobachtung entspräche den Verhältnissen beim Gesunden, wo die Temperatur am Tage höher ist als in der Nacht und die Urinausscheidung vorwiegend am Tage erfolgt. Würde aber in der Nacht mehr Urin ausgeschieden als am Tage, z. B. bei Ödemkranken, bei Diabetes insipidus und experimenteller nächtlicher Diurese, dann sänke die Temperatur in der Nacht weniger ab oder steige sogar an.

Im Rahmen dieser Arbeit ist diese Frage insofern bedeutungsvoll, weil man ja schon aus Erfahrung weiß, daß die Urinausscheidung auch von psychischen Faktoren beeinflußt sein kann, und weil es psychische Störungen mit Polyurie (z. B. beim Hyperventilationssyndrom) gibt: es wäre daher möglich, daß sich psychische Einflüsse indirekt über die Urinausscheidung auf den Energiehaushalt auswirken.

Da in dem geschilderten Rhythmusversuch auch 3stündlich die Urinmengen gemessen wurden, wurde eine statistische Korrelationsrechnung, bei der bei beiden Versuchspersonen der Narkosetag weggelassen wurde, durchgeführt. Jeweils wurden 45 Werte der Urinausscheidung und der Kerntemperatur korreliert. Bei der einen Versuchsperson ergab sich dabei ein $r = 0,583$, d. h. hier war der Zusammenhang statistisch gesichert und bei der anderen Versuchsperson war $r = 0,430$, hier war der Zusammenhang nicht ganz signifikant, da der Zufallshöchstwert 0,437 beträgt. Bei der einen Versuchsperson müssen demnach noch 66% anderer Einflüsse außerhalb der Urinausscheidung auf den Kerntemperaturverlauf angenommen werden, bei der anderen Versuchsperson — freilich unter der Voraussetzung eines signifikanten Zusammenhanges — 82% andere Einflüsse.

Diese Berechnung besagt nun noch nicht, welche Größe die beeinflussende ist; wenn man aber die Untersuchungen von LÜDERITZ berücksichtigt, kann man sagen, daß tatsächlich die Urinausscheidung einen gewissen Einfluß auf die Körpertemperatur haben kann; dieser Einfluß ist aber nicht dominant. Die Berücksichtigung der methodischen Fehler bei der Bestimmung dieser beiden Größen verändert das Bild nur unwesentlich.

II. Möglichkeiten der Energieumsatzsteigerung bei psychischer Tätigkeit

1. Allgemeine Möglichkeiten

Sowohl in Modellversuchen (v. EIFF u. GÖPFERT 1952) wie in klinischen Untersuchungen (v. EIFF u. JESDINSKY 1954) waren unter psychischen Einflüssen Stoffwechselsteigerungen bis über 50% beobachtet worden, die allein auf psychische Einwirkungen bezogen werden mußten. Eine Grenze von ungefähr 60% scheint nach unseren Beobachtungen das Maximum der möglichen psychogenen Umsatzsteigerung darzustellen, falls keine Hyperventilation auftritt und die Versuchsdauer mindestens 5 min beträgt.

Bei einer rein theoretischen Betrachtung der Möglichkeiten, mittels derer diese psychisch bedingten Umsatzsteigerungen zustandekommen können, ergibt sich folgendes:

Als Beispiel für diese Überlegung wählen wir einen 30jährigen, 1,72 cm großen, 70 kg schweren Mann, der einen Soll-Umsatz von 1687 Calorien aufweist.

a) Das Gehirn

Das Gehirn dieser Person wäre bei maximalem Sauerstoffverbrauch, wie er bei experimentell erzeugten Krämpfen gemessen wurde (BRONK und Mitarbeiter 1938, 1945, 1948, SCHMIDT und Mitarbeiter 1945, 1947), d. h. bei einem Anstieg des O_2-Verbrauchs von 100 g/min von einem Normalverbrauch von 3,3 cm³ auf 6,5 cm³ bei Krämpfen, zu einer Erhöhung des Gesamtenergieverbrauches von 18,6% fähig. (Die Normalwerte des Sauerstoffverbrauchs des Gehirns in „Ruhe" dürfen als gesichert gelten; vor kurzem wurden dieselben Werte auch bei Untersuchungen mit Verwendung von radioaktivem Krypton gefunden (LASSEN u. MUNCK 1955). Es ist einleuchtend, daß bei der gewöhnlichen geistig-psychischen Tätigkeit eines Menschen keine den Krampfzuständen analogen Verhältnisse vorliegen. Die von v. EIFF u. GÖPFERT (1952) gefundene durchschnittliche Energieumsatzsteigerung von 20% ($\pm$4%) beim Kraepelin-Test könnte also nur zum kleineren Teil durch erhöhten Gehirnstoffwechsel hervorgerufen worden sein. Nur bei sehr starken psychischen Erregungen könnte man vielleicht mit ähnlichen Verhältnissen wie bei Krämpfen rechnen, weil bei beiden Zuständen der Milchsäuregehalt des Gehirns steigt (OPITZ-SCHNEIDER 1950, STONE und Mitarbeiter 1945), was in Analogie zum Skeletmuskel als Ausdruck einer vermehrten Tätigkeit des Gehirns angesehen werden muß (HIMWICH und Mitarbeiter 1946, NIMS und Mitarbeiter 1942). Untersucht wurde vor kurzem der Gehirnstoffwechsel bei Hyperthyreosen. Dabei fanden SENSENBACH und Mitarbeiter (1954) bei 22 Patienten zwar eine deutliche erhöhte Gehirnzirkulation, aber einen Sauerstoffverbrauch wie bei gesunden Versuchspersonen (FAZEKAS und Mitarbeiter, 1951, hatten den O_2-Verbrauch überlebender Gehirnschnitte hyperthyreotischer Ratten untersucht und nur anfangs einen gering erhöhten O_2-Verbrauch gegenüber unbehandelten oder hypothyreotischen Kontrolltieren gefunden. Später bestand kein Unterschied mehr zwischen diesen verschiedenen Gruppen).

Bei Myxödemkranken war die Zirkulation verlangsamt, der Sauerstoffverbrauch aber auch normal. Im Wachzustand kann also im allgemeinen mit einer Konstanz des Sauerstoffverbrauchs des Gehirns gerechnet werden.

Wenn wir andererseits nach den Ursachen der Stoffwechselsenkung in Hypnose fahnden, dann können uns die Untersuchungen über den Gehirnstoffwechsel in Narkose einen vergleichbaren Hinweis geben (SCHMIDT u. KETY 1942, HIMWICH und Mitarbeiter 1946, 1947, STONE 1940, NOELL u. SCHNEIDER 1948).

In unserem Beispiel besteht die Möglichkeit des Absinkens des O_2-Verbrauchs des Gehirns von 46,2 cm³ auf 26,6 cm³ und somit des Gesamtstoffwechsels um 8,4%. Das von v. EIFF (1950) gefundene durchschnittliche Absinken des Umsatzes um 5,96% in Hypnose kann nun für diese Betrachtung nicht als Durchschnittsverhalten herangezogen werden, da in diesem Resultat das sehr unterschiedliche Verhalten des Energiestoffwechsels von männlichen und weiblichen Versuchspersonen subsumiert ist. Uns interessiert ja in diesem Zusammenhang, woher die *möglichen* suggestiven Stoffwechselsenkungen kommen. Wir ziehen daher das einheitliche Verhalten der männlichen Versuchspersonen zum Vergleich heran und finden hier eine durchschnittliche Senkung des Energiestoffwechsels von 9,05%. Weitgehend könnte also diese durchschnittliche Stoffwechselsenkung auf ein Absinken des Gehirnstoffwechsels bezogen werden; bei einigen Untersuchungen mit stärkerer Senkung des Stoffwechsels in Hypnose (über 20%) müßten aber noch ein weiterer oder mehrere Faktoren angenommen werden.

b) Die Leber

Die Leber des Mannes unseres Beispiels würde rund 1900 g wiegen (HANSER 1930). Bei einem mittleren O_2-Verbrauch von 2,7 cm³/100 g/min und einem möglichen Maximum von 6,5 cm³ O_2/100 g/min (BLALOCK u. MASON 1936) ergäbe sich die Möglichkeit einer Gesamtenergieumsatzsteigerung von 29%. Wenn man mit GEORGI (1952) einmal eine direkte vegetative trophische und eine indirekte vegetative vasculäre Einflußnahme auf die Leber annimmt, dann wäre die durchschnittliche Umsatzsteigerung bei unseren Kraepelinversuchen durch einen erhöhten Stoffwechsel der Leber denkbar; da die Zahl aber nahe an der maximalen Stoffwechselsteigerung der Leber liegt, müßte man schon schwerste seelische Erregungen als auslösende Ursache fordern und nicht einfaches, vom Willen zur Intelligenzleistung (WENZL 1934) getragenes Addieren von Zahlen. Die Möglichkeit der Beteiligung des Leberstoffwechsels mit einigen Prozent der Gesamtenergieumsatzsteigerung bleibt aber auch bei dieser Art geistiger Tätigkeit durchaus gegeben.

c) Adrenalin

Bei der Emotion Angst scheint der „Stress-Effekt" des Adrenalins und seiner Abkömmlinge mit hoher Wahrscheinlichkeit angenommen werden zu können (ALTSCHULE 1954). Der Wirkungsmechanismus ist noch nicht ganz geklärt. Ebenso ist noch nicht gesichert, auf welche Weise das Adrenalin den Energiestoffwechsel beeinflußt. Die Angaben der Literatur über das Ausmaß der Stoffwechselwirkung schwanken so stark, daß man keine Berechnung wie oben bei dem Gehirn und der Leber anstellen kann (ROSENKRANTZ u. MARSHALL 1947, R. JAKOB 1950).

In 2 eigenen Modellversuchen wurde jeweils 0,001 Adrenalin subcutan injiziert. Bei der einen Versuchsperson kam es zu einer Stoffwechselsteigerung von 25%, bei gleichzeitigem Anstieg des systolischen Blutdrucks von 110 auf 140 mm Hg und sehr starkem subjektivem Unbehaglichkeitsgefühl, und bei der anderen Versuchsperson wurden weder Stoffwechselsteigerung noch Blutdruckanstieg beobachtet.

Die Untersuchungen von RADSMA u. GOLTERMAN (1954) scheinen die widersprechenden Befunde der Literatur aufklären zu können. Diese Autoren fanden nämlich, daß das Adrenochrom, in das Adrenalin im lebenden Gewebe mehr oder weniger stark umgewandelt werden kann, in Abhängigkeit von den Gewebsmetaboliten stimulierende, hemmende oder keine Wirkung auf den Sauerstoffverbrauch besitzt. Diese Unsicherheitsfaktoren werden noch vermehrt durch die Unkenntnis, wieviel Adrenalin und wieviel stoffwechselunwirksameres Nor-Adrenalin bei psychischen Vorgängen gebildet wird. Man kann nun auch nicht einfach die bei essentiellen Hypertonikern gefundenen Grundumsatzwerte mit der Wirkung von Nebennierenmarkhormonen gleichsetzen, die akut bei psychischen Belastungen ausgeschüttet werden. Somit hat selbst eine grobe Schätzung der Größenordnung der möglichen Umsatzsteigerung durch Nebennierenhormone keinen Sinn.

d) Schilddrüse

KRACHT u. SPAETHE (1953) sehen die Schreckthyreotoxikose des Wildkaninchens (EICKHOFF 1949, 1951) als Modell thyreotroper Belastungsadaptionen an und stellen sie den adrenocorticotropen Reaktionen gegenüber; denn Untersuchungen über das Verhalten der Nebennierenrinde von Wildkaninchen, bei denen durch Frettchen ein Stress verursacht wurde, hatten keine Kriterien für eine reaktive Steigerung corticotroper Leistungen ergeben. Nach Ansicht dieser Verfasser wurde die Möglichkeit einer Schilddrüsenbeteiligung bei Belastungen bisher unterschätzt. Die Alarmreaktion (SELYE) verlaufe bei Tier und Mensch gelegentlich biglandulär, indem sowohl corticotropes als auch thyreotropes Hormon gleichzeitig ausgeschüttet werden können (CASANO u. BASCHIERE, 1954, stellen hierzu fest, daß das pathologische Extrem dieser Erscheinung, also die Kombination von Morbus Basedow und Nebennierenüberfunktion eine ausgesprochene Seltenheit bedeutet); meistens träten die thyreotropen Leistungen nach Art eines Phasenwechsels zugunsten der corticotropen Partialfunktion zurück, und in späteren Stadien würden Anzeichen einer gesteigerten thyreotropen Sekretion meist nicht mehr nachgewiesen.

Die hier angeführten Untersuchungen an Wildkaninchen waren nun mit einem sehr erheblichen „stress" für diese Tiere verbunden. Dieser bestand auch bei entsprechenden Beobachtungen am Menschen. RISAK (1934), JORES (1949) gaben einen psychischen Schock, BERGEL (1952), einen Elektrokrampf als auslösende Ursache einer Thyreotoxikose an. Wenn aber Reaktionsmöglichkeiten der Schilddrüse auf einen emotionalen Stress bewiesen werden können — die Kriegserfahrungen haben allerdings gelehrt, daß der Schreckbasedow selten ist (BANSI 1951, WEDLER 1953) —, dann kann man auch bei geringeren emotionalen Reaktionen bei entsprechender Ausgangslage und Bereitschaft die Möglichkeit einer vorübergehenden Schilddrüsenüberfunktion nicht leugnen.

Doch sind unsere Erkenntnisse hierüber noch im Fluß, denn die Untersuchung von BONDY u. HAAGEWOOD (1952) über die Höhe des eiweißgebundenen Serumjodspiegels der Ratten ergaben bei stress durch Kälte oder Anstrengung ein Absinken des eiweißgebundenen Serumjods, das bei der gewählten Methodik als Ausdruck des vermehrten Thyroxinverbrauchs der Gewebe angesehen werden mußte, während das Absinken des eiweißgebunden Serumjods bei Hunger auf eine verminderte Thyroxinproduktion bezogen werden mußte.

e) Atmung

Die in den früheren Untersuchungen von v. EIFF u. GÖPFERT (1952) gefundene durchschnittliche Erhöhung des Atemminutenvolumens von 0,8 Liter/min bei geistiger Arbeit beeinflußt das Gesamtergebnis um 0,6%, wenn man die Ergebnisse von MÜLLER und Mitarbeitern (1942) zugrunde legt, und um 3%, wenn man die höheren Werte von SEUSING (1954) berücksichtigt. Nach diesen letzteren Untersuchungen wären Umsatzsteigerungen von 8—9% denkbar, wenn man in die Berechnung unseres Beispiels eine Erhöhung des Atemminutenvolumens um das 1½fache infolge psychischer Einwirkungen einsetzt. Unsere eigenen Untersuchungen, über die im Abschnitt „Hyperventilation" berichtet wird, sprechen jedoch für die Richtigkeit der MÜLLERschen Zahlen, so daß die Atmung als wesentlicher Faktor in dieser Betrachtung ausscheidet.

f) Herz

Für die Herzarbeit läßt sich aus einem Wirkungsgrad von 30% errechnen, daß bei einer Frequenzzunahme von 20/min und einer Druckzunahme von 20 mm Hg der Gesamtumsatz um 3—4% gesteigert wird. Mehr als 8% Steigerung des Gesamtumsatzes infolge psychogener Herzmehrarbeit ist nur bei schweren seelischen Erregungen denkbar, da Pulszunahmen von 15/min (v. Eiff u. Göpfert 1952) und Blutdrucksteigerungen über 30 mm Hg (v. Eiff u. Buscher, noch nicht veröffentlicht) bei geistiger Arbeit im allgemeinen nicht beobachtet wurden (nur einmal wurde eine Blutdrucksteigerung von 50 mm Hg gemessen, allerdings bei einem Patienten mit essentieller Hypertonie). Diese Überlegungen, die nicht die umstrittene Theorie von Rein (1949) über Änderungen des Wirkungsgrades der Herzarbeit berücksichtigen, machen es wahrscheinlich, daß die an sich ja bekannte psychogene Beeinflussung des Herz-Kreislaufsystems (siehe die Arbeit von Christian, 1954), über die funktionelle Bedeutung der Hirnrinde für die Kreislaufregulation) bei den psychogenen Stoffwechseländerungen keine wichtige Rolle spielen.

g) Skeletmuskulatur

Die Gesamtmuskelmasse des Menschen beträgt etwas über $^2/_5$ des Körpergewichtes. Wenn man nun Untersuchungen über die Möglichkeit von Stoffwechselsteigerungen der Muskulatur des Hundes zugrunde legt (Schmidt 1948, Mercker und Mitarbeiter 1949, Quensel u. Kramer 1939), dann ergeben sich sehr hohe Zahlen für den Menschen. Nun werden solche auf diese Weise errechneten möglichen Steigerungen des Gesamtenergieumsatzes von über 1000% im Beispiel des 70 kg schweren Mannes de facto bei keiner Art von Tätigkeit gemessen. Diese Diskrepanz kann nur so erklärt werden, daß auch bei schwerster körperlicher Tätigkeit immer nur ein gewisser prozentualer Teil der Muskulatur in Aktion ist. Es ist nun erwiesen, daß bei psychischen Vorgängen vermehrt Muskelaktionsströme gemessen werden (Davis 1939); Ausmaß und energetische Auswirkung dagegen waren unbekannt. Wenn nun körperliche Arbeit nur eine prozentuale Beteiligung der Muskulatur zur Folge hat, können wir für psychische Vorgänge von vornherein nur eine noch geringere Beteiligung der Gesamtmuskulatur erwarten. Ich folge daher dem Beispiel von H. Schaefer (1949), der die Untersuchungen von Hill u. Hartree (nach v. Muralt 1935) für seine Überlegungen zum Tonusproblem benutzte und beispielhaft den Calorienmehrverbrauch berechnete, der entsteht, wenn nur ein Tausendstel der Muskulatur tonisch aktiv ist.

Für den Mann unseres Beispiels ergibt sich nun, wenn ein Tausendstel der Muskulatur, jeweils mit 10 Hz aktiv ist, bei einer Gesamtwärme von rund $80 \cdot 10^{-4}$ cal/g — Muskeleinzelzuckung macht bei isometrischer Zuckung eine Initialwärme von 0,0035 cal/g und die Gesamtwärme ist ungefähr 2,25mal so hoch — ein Gesamtmehrverbrauch von 208 cal/Tag, das sind 12% des Sollumsatzes. Dies bedeutet, daß wenige Promille einer tonischen Muskelaktivität genügen, um alle bisher gemessenen psychogenen Umsatzsteigerungen erklären zu können.

Diese Betrachtungen zeigen also, daß bei geistig-psychischer Tätigkeit mehrere Faktoren den Energieumsatz beeinflussen können. Es ist dabei denkbar, daß einmal nur bei bestimmten geistig-emotionalen Reaktionen einzelne Faktoren einen nennenswerten Einfluß auf den Gesamtcalorienverbrauch haben und daß andererseits diese Faktoren nicht gekoppelt sein müssen. Errechnet werden kann ungefähr die Atem- und Herzarbeit; der rechnerischen Erfassung des Muskelanteils galt unser spezielles Bemühen; denn arbeitshypothetisch war es nach den obigen Überlegungen doch am wahrscheinlichsten, daß der Muskulatur eine besondere Rolle bei den psychisch bedingten Stoffwechselsteigerungen zukommt und daß man die hier bestehenden körperlichen Reaktionen mit denjenigen bei körperlicher Arbeit vergleichen kann, wo der Energieverbrauch der Muskeln schon bei leichter Arbeit von 38% auf 70% und bei schwererer Arbeit auf einen noch größeren Anteil des Gesamtverbrauches steigt (LEHMANN 1953).

2. Die Hyperventilation

Die Hyperventilation interessiert im Rahmen unserer Problemstellung in doppelter Weise, nämlich

1. in ihren physiologischen Auswirkungen, die unter Umständen die Messungen des Energiestoffwechsels beeinflussen können;

2. als klinisches psychogenes Symptom, das zur Fehldiagnose einer Schilddrüsenüberfunktion führen kann.

a) Die Hyperventilation bei experimentellen Untersuchungen

Bei Grundumsatzmessungen finden wir Hyperventilationen

1. bei bewußter Willensanstrengung: die willkürliche Änderung der Atmung kommt in der Absicht der Simulation, aber auch bei dem Bemühen vor, richtig zu atmen;

2. bei Emotionen, wobei sowohl die Ängstlichkeit des Patienten wegen des Meßvorganges an sich, wie unbewußte anormale emotionale affektive Reaktionen eine Rolle spielen können;

3. bei Hypoxie, die z. B. durch fehlerhafte Bedienung der Frischluftzufuhr hervorgerufen werden kann.

Die Körperreaktionen sind verschieden, je nachdem es sich um kurzdauernde oder langdauernde Hyperventilationen handelt. Veränderungen bei kurzdauernder Hyperventilation wurden bei einer Mehratmung bis zu 90 min beobachtet; es sind Erniedrigung der CO_2-Spannung des arteriellen Serums und Anstieg des p_H (BAZETT u. HALDANE 1922, CAJORI und Mitarbeiter 1923, DAVIES und Mitarbeiter 1920, COLLIP u. BACKUS

1920, GRANT u. GOLDMAN 1920, HAGGARD 1920, KETY u. SCHMIDT 1946, CHRISTIAN und Mitarbeiter 1955). In den jüngsten Untersuchungen von CHRISTIAN und Mitarbeitern (1955) wurde bei gesunden Versuchspersonen eine Erniedrigung der CO_2-Spannung von 37 auf 23 mm Hg und Anstieg des p_H von 7,42 auf 7,58 gefunden. Während GYÖRGY u. VOLLMER (1923) ein Absinken des Blutphosphors feststellten, geben CHRISTIAN und Mitarbeiter für Blutkalium, -calcium und -phosphor normale Werte an. Im Gegensatz zu HOCHREIN und Mitarbeitern (1949, 1951) konnten letztere Autoren auch keine O_2-Untersättigung im arteriellen Blut feststellen. Andere Untersucher (BOCK und Mitarbeiter 1932, POPOVICIU und Mitarbeiter 1933) fanden einen Anstieg der Blutmilchsäure bei willkürlicher Hyperventilation. Die CO_2-Spannungsänderungen und die p_H-Verschiebungen gehen sehr schnell vor sich; sie beginnen bereits nach 5—20 sec und dauern 2—3 min an (BRASSFIELD und Mitarbeiter 1941), dann wird das Tempo langsamer, und das Maximum der Veränderungen wird nach 10—15 min gefunden (LEPPER und Mitarbeiter 1927, SHOCK und Mitarbeiter 1935). 5 min nach Beendigung der Hyperventilation kehren die p_H-Werte wieder zur Norm zurück.

Auch das Zentralnervensystem wird von der Hyperventilation betroffen. Einmal kommt es infolge der engen Beziehung zwischen Gehirndurchblutung und arterieller CO_2-Spannung (KETY u. SCHMIDT 1948) zu einem starken Abfall der Hirndurchblutung — bei einem unveränderten O_2-Verbrauch von 3,3 cm^3/100 g/min und leichtem Blutdruckanstieg von 92 auf 95 mm Hg —, und zum anderen führt die Alkalose am sensiblen Nerven zur Veränderung der Erregbarkeit. Es wird eine Senkung der Rheobase, Verkürzung der negativen und Vertiefung des positiven Nachpotentials des Aktionsstroms beschrieben (SCHAEFER 1942), wodurch eine Reizung zu rhythmischer Entladung entsteht.

Bei Untersuchungen über die Wirkungen langdauernder Hyperventilation fanden BROWN und Mitarbeiter (1948, 1950) Anstieg des p_H von 24stündiger Dauer und einen deutlichen Abfall des Blutphosphors. TALBOTT und Mitarbeiter (1938) beschrieben das Verhalten der CO_2-Spannung im Blut bei einem hysterischen Patienten, der während des größten Teils von 6 Wochen hyperventilierte; dabei schwankte die CO_2-Spannung zwischen 15 und 27 mm Hg; nachdem diese Phase der Hyperventilation beendet war, wurde bei diesem Patienten wieder eine normale CO_2-Spannung von 37 mm Hg gemessen. Andererseits kommt es bei langdauernden Hyperventilationen, wie man sie z. B. bei Expeditionsteilnehmern und Eingeborenen der Anden beobachten kann, zur Normalisierung des p_H (DILL und Mitarbeiter 1937). Diese Ergebnisse sind für uns von Wichtigkeit, weil wir daraus ersehen, daß bei vorübergehenden emotionalen Hyperventilationen mit anderen Körperreaktionen gerechnet werden muß als bei langdauernden Hyperventilationen, die man z. B.

beim Hyperventilationssyndrom sieht. Einheitlich scheint das Verhalten aber nicht zu sein, denn HOUSTON u. RILLY (1947) beobachteten bei 4 Versuchspersonen in der Höhenkammer einen Anstieg des p_H von 7,40 auf 7,50, wobei dieser erhöhte Wert während des 36tägigen Versuchs erhalten blieb.

Die Hyperventilation führt auch zu einer vermehrten Urinausscheidung, die mit einer erhöhten Natrium- und Kaliumausscheidung und einer verminderten Phosphatausscheidung verbunden ist (BOUTWELL und Mitarbeiter 1949/50, BROWN und Mitarbeiter 1949, SIMPSON u. WELLS 1928, MOHAMED u. BEAN 1951), wodurch auch indirekte Beeinflussungen der Thermoregulation denkbar sind, da wir an anderer Stelle zeigen konnten, daß ein beweisbarer Zusammenhang zwischen Urinausscheidung und Kerntemperatur besteht.

Als Fehlerquelle bei Messungen des Energiestoffwechsels müssen wir neben der Hyperventilation auch *die* Atemveränderung ansehen, die *danach* aufzutreten pflegt, nämlich die Apnoe. Schon 1867 führte HERING die Apnoe allein auf die gemessene Abnahme des CO_2 zurück. MOSSO (1903, 1904, 1905) bestätigte diese Theorie. Aber schon HENDERSON (1909) war es aufgefallen, daß 3 seiner Versuchspersonen ohne Apnoe hyperventilieren konnten. BOOTHBY (1912) entdeckte nun zufällig, daß auch bei ihm die Apnoe ausblieb, und er untersuchte diese Erscheinung in Selbstversuchen. Dabei entsprachen seine Reaktionen bei Einatmen von CO_2-Gemischen denjenigen normaler Versuchspersonen, so daß er die fehlende Apnoe auf eine verminderte Durchblutung des Atemzentrums zurückführte, wodurch die intracelluläre CO_2-Spannung über dem Schwellenwert blieb. MILLS (1946), der das kurzfristige Andauern der Hyperventilation nach Beendigung der willkürlichen Mehratmung beobachtete, vermutete als Ursache ein Andauern der corticalen Aktivität.

Auch über Kreislaufreaktionen ist ein Stoffwechseleffekt der Hyperventilation möglich. BURNUM und Mitarbeiter (1954) fanden ebenso wie MOSSO (1903, 1904), daß Hypocapnie durch willkürliche Hyperventilation zur Abnahme des peripheren Gefäßwiderstandes und des Blutdrucks sowie zu beträchtlichem Anstieg der Unterarmdurchblutung bei normalen Personen führt.

Andere Untersuchungen bezogen sich auf die Reaktionen, die bei Messungen des Energiestoffwechsels erfaßt werden können (v. EIFF u. JESDINSKY, v. EIFF u. STÖWSAND, noch nicht veröffentlicht). Diese Untersuchungen mit willkürlicher Hyperventilation wurden an gesunden Versuchspersonen ausgeführt.

Es kann vorweggenommen werden, daß nennenswerte Erhöhungen des Muskeltonus an den abgeleiteten Stellen nicht beobachtet wurden.

Bei ganz kurzdauernden Hyperventilationen mit Steigerungen des Atemminutenvolumens bis ungefähr 25% ließ sich kein sicherer Einfluß der Atmungsgröße auf den Gesamtenergieumsatz nachweisen (Abb. 17. *A*, α: Meßpunkte 1—4). Dagegen stieg der Calorienverbrauch deutlich an, wenn das Atemminutenvolumen um das 2—4fache erhöht war (Abb. 17. *A*, α: Meßpunkte 5—7 und *B*, α: alle Meßpunkte). Aus den Darstellungen dieser beiden Versuche sieht man auch, wie der Stoffwechselsteigerung infolge Hyperventilation eine Stoffwechselsenkung folgt, die ungefähr in der Größenordnung der vorausgehenden Steigerung liegt. Die statistische Auswertung dieser Versuche ergibt, daß bei den Untersuchungen mit stärkerer Hyperventilation und nachfolgender Hypopnoe die Stoffwechselwerte etwa proportional dem Logarithmus der Atemminutenvolumina zu- und abnehmen (Abb. 17. *A*, β; *B*, β).

Eine bessere Näherung der gefundenen Beziehungen zwischen Energieumsatz und Atemvolumen bei kurzdauernder Hyperventilation ergibt eine gleichzeitige Hyperbel: Die (negative) Korrelation zwischen V^{-1} und U ist deutlich enger als die Korrelation zwischen log V und U; so wird

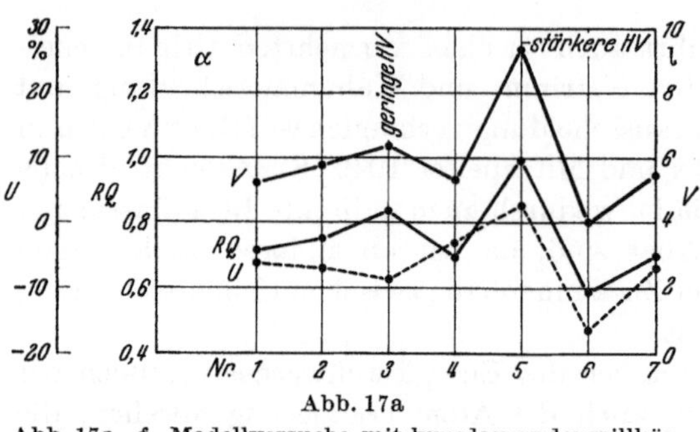

Abb. 17a

Abb. 17a—f. Modellversuche mit kurzdauernder willkürlicher Hyperventilation (HV). A, α u. B, α: Energieumsatz (*U*), Atemminutenvolumen (*V*) und respiratorischer Quotient (*RQ*) bei 7 bzw. 4 Untersuchungen. A, β u. B, β: Verhältnis von Energieumsatz zum Logarithmus des Atemminutenvolumens. A, γ u. B, γ: Verhältnis von Atemminutenvolumen zum respiratorischen Quotienten. $A = a - c, B = d - f$

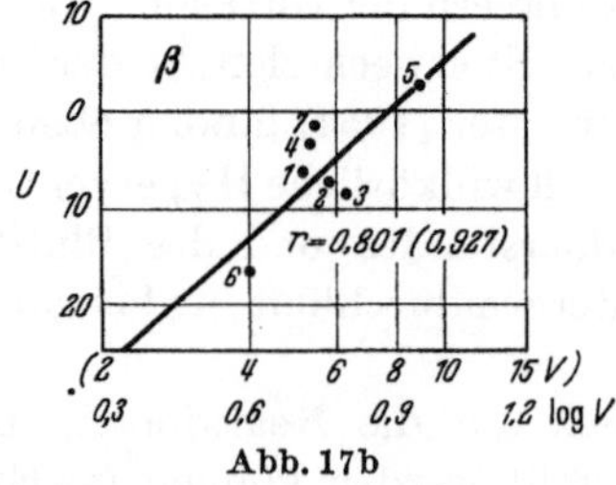

Abb. 17b

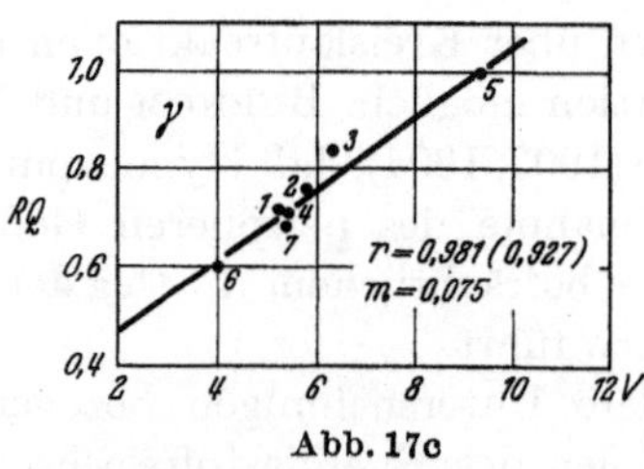

Abb. 17c

zum Beispiel im Versuch *B* mit nur 4 Elementen *r* mit 0,997 signifikant! Die senkrecht zur *U*-Achse verlaufende Asymptote $U_{max} = U_{(V=\infty)}$ stellt dann eine auch bei intensivster kurzfristiger Hyperventilation nicht zu erreichende O_2-Mehraufnahme dar, die abzüglich des geringen Energiemehraufwandes bei der Mehrarbeit der Atemmuskulatur keine echte Stoffwechselsteigerung, sondern sehr wahrscheinlich das maximale Speichervermögen für Sauerstoff darstellt (so wurde $U_{max} - U_{Ruhe}$

in A 25%, in B 35%, JESDINSKY 1956). Dabei ist weniger an eine Erhöhung des Myoglobin-Sauerstoffs (evtl. nach Muskelarbeit) als an eine Arterialisierung des Depotblutes zu denken.

Zwischen Atemminutenvolumen und respiratorischem Quotienten fand sich in diesen und anderen Versuchen mit kurzdauernder Hyper-

ventilation eine statistisch signifikante Korrelation (Abb. 17. A, γ; B,
γ und Abb. 18. In diesen Abbildun-
gen bedeutet jeweils r den errechneten Korrelationskoeffizienten und
die Zahl in Klammern den Zufallshöchstwert.)

In der Abb. 19 ist der Zusammenhang von Atemvolumen und RQ-
Änderung bei experimentell erzeugten emotionalen Reaktionen erkennbar. Es handelt sich hierbei um die
Untersuchungsreihen, die im Kapitel
über Muskeltonus ausführlicher beschrieben sind.

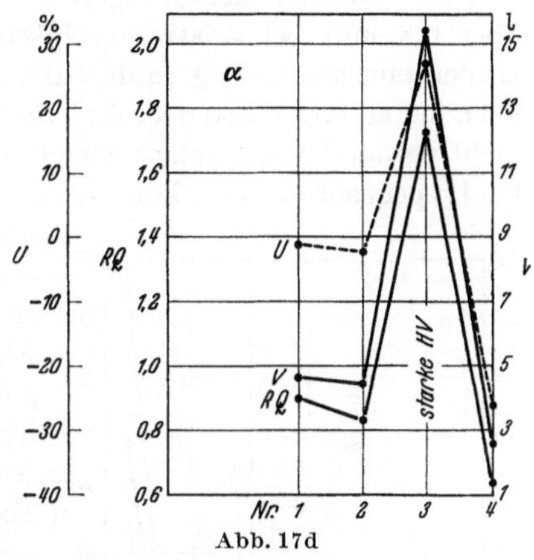

Abb. 17d

Aus diesen Berechnungen ergibt sich, daß der respiratorische Quotient als Kriterium der Hyperventilation angesehen werden kann. Aus der statistischen Berechnung von 1000 Grundumsatzmessungen, die unter strengen Bedingungen durchgeführt worden waren, hatte sich bei den

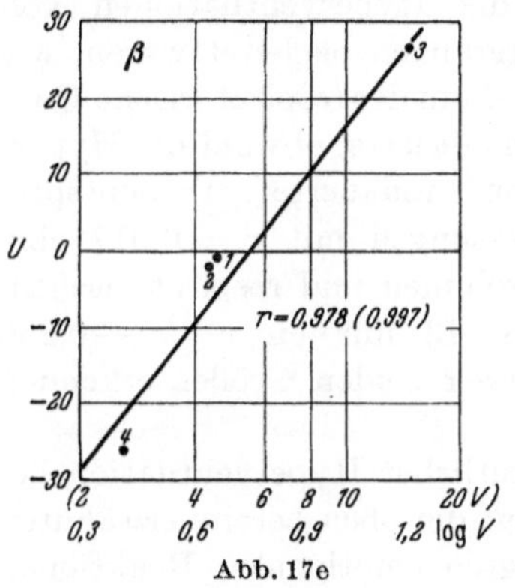

Abb. 17e

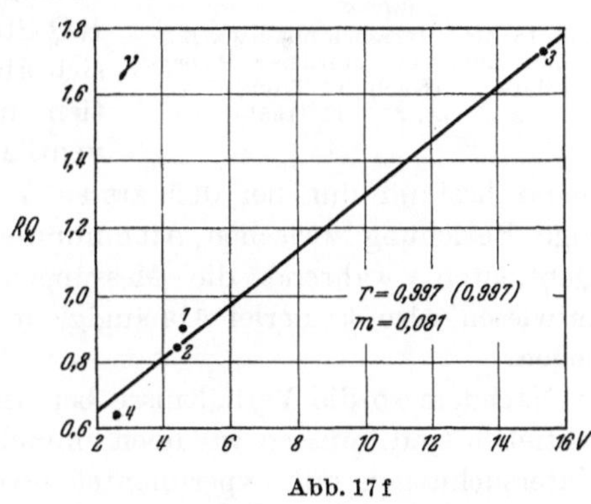

Abb. 17f

hiesigen Ernährungsverhältnissen ein Durchschnittswert von 0,73 ergeben (v. EIFF u. JESDINSKY 1955); dies bedeutet, daß anscheinend bei sehr strengen Grundumsatzbedingungen die Kohlehydratverbrennung nur eine untergeordnete Rolle spielt. Bei diesem niedrigen RQ-Wert ist zu berücksichtigen, daß in vielen sonstigen Stoffwechselberechnungen der RQ infolge prozentualer statt Volumenberechnung von O_2 und CO_2 zu hoch ist. Falls nämlich das Inspirationsvolumen gemessen wird, ist RQ nicht einfach $\dfrac{CO_2\%}{O_2\%}$, sondern $RQ = \dfrac{79,1 \cdot CO_2}{100 \cdot O_2 - 20,9 \cdot CO_2}$ (v. EIFF u. JESDINSKY 1955).

Nach unseren Erfahrungen ist bei Ruhenüchternumsätzen ein RQ über 0,8 und bei geistig-psychischer Tätigkeit ein RQ über 0,85 als Hyperventilations-RQ verdächtig. POLZIEN (1954) nimmt auch an, daß bei höheren RQ-Werten als 0,85 die notwendige psychische Ruhigstellung nicht vorhanden ist. Solche Steigerungen des respiratorischen Quotienten bei Hyperventilationen kommen aber nur dann vor, wenn die Mehratmung nur kurze Zeit dauert. Bei längerdauernder Hyperventilation normalisieren sich die respiratorischen Quotienten wieder. Einer unserer Versuchspersonen gelang es, eine Stunde willkürlich zu hyperventilieren. Nach einer halben Stunde traten Paraesthesien an den Extremitäten und eine tetanische Daumenadduktion auf. Als nach einer Stunde die Hyperventilation eingestellt wurde, trat eine 4minutige Apnoe ein, und die Versuchsperson war 10 min nicht ansprechbar. Abb. 20 zeigt, wie anfangs die Hyperventilationen von RQ-Steigerungen begleitet waren, wie sich aber dann der respiratorische Quotient normalisierte, obwohl die Hyperventilation andauerte. Dementspre-

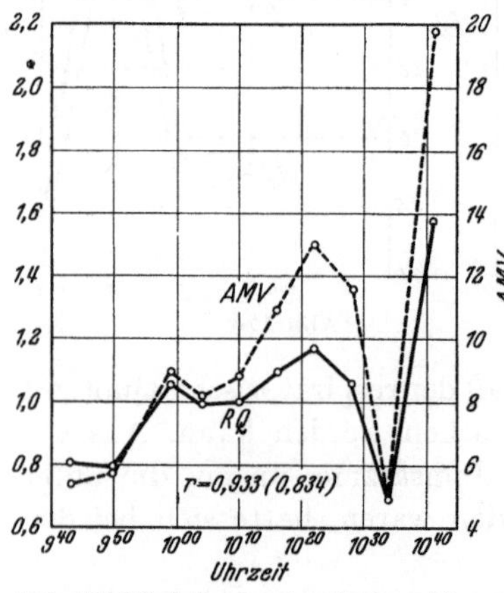

Abb. 18. Modellversuch mit etwas längerdauernder und stärkerer Hyperventilation. [Nach v. EIFF, Rass. Fisiopat. **27**, 111 (1955)]

chend bestand nur bei den ersten 7 Messungen mit $r = 0,917$ eine enge Beziehung zwischen Atemminutenvolumen und respiratorischem Quotienten, während die Messungen 8—13 nur ein $r = -0,256$ aufwiesen, also keinerlei Abhängigkeit dieser beiden Größen erkennen ließen.

Nachdem so die Verhältnisse bei willkürlicher Hyperventilation beschrieben sind, müssen wir noch einmal auf die oben bereits erwähnten Untersuchungen mit experimentell erzeugten emotionalen Reaktionen zurückkommen. Bei 120 Untersuchungen trat in 16 Versuchen Hyperventilation auf. Wenn man diese Versuche nicht berücksichtigt, ergibt sich für die restlichen 104 Untersuchungen, daß durchschnittlich bei emotionalen Reaktionen die Stoffwechselerhöhung allein durch Erhöhung des Atemminutenvolumens zustande kommt, während die O_2-Ausschöpfung konstant bleibt: das Atemminutenvolumen stieg in diesen

Untersuchungen durchschnittlich um 13,5% ($\pm$ 1,2%) gegenüber den Ruheausgangswerten an, während die durchschnittliche O_2-Veränderung gegenüber den Ruhewerten +0,3% ($\pm$ 0,8%) betrug.

In den 16 Versuchsreihen der oben erwähnten Untersuchungen, bei denen eine stärkere Hyperventilation aufgetreten war, entsprachen die

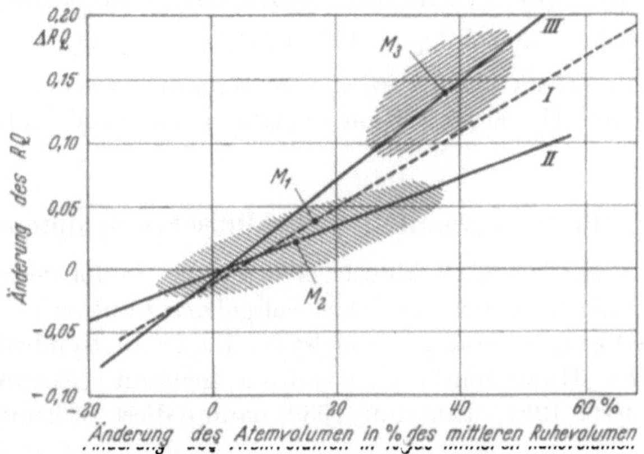

Abb. 19. Zur Frage der Abhängigkeit des respiratorischen Quotienten von der Atmung bei emotionalen Reaktionen. I: Alle Versuche einschließlich solcher mit Hyper- oder Hypoventilation (n = 120); r = 0,692 (0,272); m = 0,00298; $(\Delta V)_0$ = +4,2%. II: Versuche mit erheblicher Änderung der Atmung ausgeschlossen (n = 104); r = 0,639 (0,292); m = 0,00182 $(\Delta V)_0$ = +1,7%. III: Versuche mit erheblicher Änderung der Atmung allein (n = 16); r = 0,759 (0,697); m = 0,0385; $(\Delta V)_0$ = +1,5%. $M_1\ M_2\ M_3$ bezeichnen die Mittelwerte; die Hauptausbreitung der Punktwolken II und III ist schraffiert angedeutet

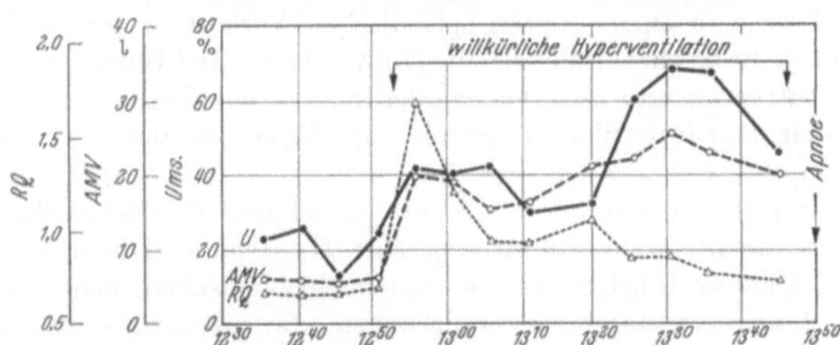

Abb. 20. Energieumsatz, Atemminutenvolumen und respiratorischer Quotient bei Modellversuch mit langdauernder erheblicher willkürlicher Hyperventilation

RQ-Steigerungen, die bei einem gewissen Zuwachs des Atemminutenvolumens errechnet wurden, denjenigen der Modellversuche mit willkürlicher Hyperventilation. Die Analyse der Atmung gibt also nicht darüber Auskunft, ob bewußte falsche Atmung oder unbewußte emotional bedingte Hyperventilation vorliegt.

Wenn wir noch einmal die 104 Untersuchungen, bei denen die Hyperventilationsversuche weggelassen sind, betrachten, dann finden wir einen

RQ-Anstieg bei emotionalen Reaktionen von 0,0364 auf eine Erhöhung des Atemminutenvolumens von 20%. Da bei der Konstanz der O_2-Ausschöpfung die Atemminutenvolumensteigerung durchschnittlich mit der Umsatzsteigerung gleichgesetzt werden kann, steigt bei einer Erhöhung des Gesamtstoffwechsels um 20% der RQ von 0,73 um 0,0364, also auf 0,7664. Daraus ergibt sich für den Teil-RQ des Umsatzanstiegs (RQ_{AU}):

$$100 \cdot 0,73 + 20 \cdot RQ_{AU} = 120 \cdot 0,7664, \text{ d. h. } RQ_{AU} = 0,95.$$

Bei emotionalen Reaktionen werden also, wenn man aus der Betrachtung die Umsätze mit Hyperventilation wegläßt, vorwiegend Kohlenhydrate verbrannt.

b) Die Hyperventilation als klinisches Symptom

Die Hyperventilation als klinisches Symptom, in der deutschen Literatur sehr wenig beachtet und daher weitgehend unbekannt, wird in der englischsprachigen Literatur Chest Pain, Da Costa Syndrome, Effortsyndrom oder Hyperventilationssyndrom genannt (FRIEDMAN 1947, COHEN u. WHITE 1951). ROSSIER (1939) nannte diese Störung Atmungstetanie.

Das Hyperventilationssyndrom hat nicht nur psychogene Ursachen; es wird auch nach Infektionen (Encephalitis), Intoxikationen und peripheren pathologischen Prozessen, die reflektorisch zu einem sensiblen Reiz führen, z. B. bei Prostata-Hypertrophie mit Urinretention, beobachtet. Im allgemeinen hat das Hyperventilationssyndrom nach organischen Prozessen einen akuten episodischen Verlauf, während es auf psychogener Basis chronisch verläuft (LEWIS 1954). Bei Blutgasanalysen fanden CHRISTIAN und Mitarbeiter allerdings in der Regel die Befunde der akuten Hyperventilation, selten nur diejenigen der chronischen Mehratmung.

Bei der psychogenen Form, die uns bei unserer Problemstellung ja besonders angeht, steht am Anfang eine Hyperpnoe. Die dabei entstehende Alkalose führt zu verschiedenen biochemischen, neuromuskulären und neurovasculären Veränderungen, die im vorigen Abschnitt besprochen sind. Diese Störungen ihrerseits verstärken die Emotion der Angst, wodurch in einem circulus vitiosus wiederum die Hyperventilation verstärkt und zu einem Dauersymptom wird. Die Patienten bemerken gewöhnlich ihre Hyperventilation anfangs nicht; sie werden auf diese erst aufmerksam, wenn sie starke sekundäre Beschwerden von anderen Organen ausgelöst hat. Daher ist es charakteristisch, daß die Patienten angeben, die Atemnot sei erst nach dem Beginn anderer Störungen aufgetreten. Dieses Syndrom besteht aus folgenden Symptomen (LEWIS):

Ohnmacht, Schwindel, Konzentrationsunfähigkeit, oft völliger Bewußtseinsverlust, Paraesthesien an Mund und Extremitäten, Muskel-

spasmen, grobschlägiger Tremor; sehr selten sind Carpopedalspasmen
oder generalisierende Tetanie; Atemnot, seufzende Atmung, ausgiebiges
Gähnen, Herzsensationen, die 2 Schmerztypen unterscheiden lassen
(FRIEDMAN 1947): 1. kurze stichartige Präkordialschmerzen, 2. lang an-
haltendes beklemmendes Druckgefühl; ferner Mundtrockenheit, Dys-
phagie, Blähungen, Darmgeräusche, Flatus. Allgemein klagen die
Patienten über leichte Ermüdbarkeit, Schwäche, Schlaflosigkeit und
Erschöpfung.

CHRISTIAN und Mitarbeiter stellten nun fest, daß die Mehratmung bei
diesem Syndrom weder durch eine primär gestörte Atemmechanik, noch
durch chemische Atemantriebe (arterielle CO_2- und O_2-Spannung, p_H
usw.), noch durch synaptische Antriebe seitens peripherer Atemreflexe
zu erklären sei. Diese Autoren fanden bei ihren Patienten neben Über-
gangsformen 2 unterscheidbare Gruppen:

1. Eine Gruppe mit hohem Atemminutenvolumen, aber gleichmäßiger
Atmung (Polypnoe).

2. Eine Gruppe mit vorwiegender Änderung des Atemtyps (unruhige
Atmung).

Die Autoren schließen nun aus den Untersuchungen von HESS (1948,
1949) und RANSON (1939) über die 2 regulatorischen Effekte der Reizung
supramedullär gelegener Atemareale, nämlich einmal Veränderung der
Atemgröße (ohne wesentliche Unruhe von Frequenz und Atemtiefe),
zum anderen Veränderungen des Atemtyps in Form hochfrequenter
Atmung und Amplitudenstreuung, daß im klinischen Bereich analoge
Verhältnisse vorliegen, die als 2 Potenzen der supramedullären Atem-
steuerung anzusehen sind. Für die Gruppe mit Hyperpnoe wird eine
Entzügelung der bulbären Atemsubstrate, eine echte Erregbarkeits-
steigerung angenommen; bereits in Ruhe besteht hier eine dynamogene
Reaktionslage, das heißt, eine unbewußte Fehleinstellung in Form einer
Erwartungsspannung und Bereitstellung, wofür nach Ansicht von
CHRISTIAN auch das ventilatorische Verhalten bei zunehmender Arbeits-
belastung spricht. Bei der 2. Gruppe mit unruhiger Atmung wird die
Ventilation als Funktion eines abnormen Ausdrucksverhaltens angesehen.
Nach ROSSIER (1939), KRETSCHMER und Mitarbeitern (1952) und
CHRISTIAN und Mitarbeitern (1955) ist die unruhige Atmung bei der
Mehrzahl der Untersuchten Ausdrucksform von Neurosen.

Eigene Untersuchungen bei einer 33jährigen Patientin erstreckten
sich auf eine Analyse der Verhältnisse, die bei den Untersuchungen des
Energiestoffwechsels vorgefunden werden und die bisher noch nicht
Gegenstand von Untersuchungen waren.

Die 33jährige Patientin Th. B. war der Klinik zur obergutachtlichen
Stellungnahme überwiesen worden, weil sie Antrag auf Invalidität gestellt
hatte und die Vorgutachter in ihren Beurteilungen sehr differierten. An

ein Hyperventilationssyndrom war nicht, auch nicht bei den differential-diagnostischen Abgrenzungen, gedacht worden.

Anamnestisch gab die 1921 geborene Patientin an, sie hätte 1944 eine Fehlgeburt und 1945 eine Frühgeburt gehabt, die 10 Tage gelebt hätte. 1945 fiel der Ehemann im Krieg. Von dieser Zeit an blieb sie im elterlichen Haushalt bis 1951, dann versuchte sie, wieder ihren mit 14 Jahren erlernten Beruf als Schneiderin aufzunehmen, mußte diese Arbeit aber schnell wieder aufgeben, „weil es gesundheitlich nicht mehr ging". Seit 1951 stand sie nicht mehr im Arbeitsprozeß und versuchte seit 2 Jahren, die Anerkennung ihrer Invalidität zu erreichen.

Die Patientin gab folgende Beschwerden an: Lähmende Müdigkeit, Erschöpfungszustand, taubes Gefühl in beiden Händen und in den Gliedern; Herzklopfen, wie angeflogen bis zum Halse, manchmal anfalls-weise Schmerzen im Leib; trotz Appetit kann sie nicht richtig essen, „muß das Essen herunterzwingen"; häufiger Harndrang. Ihre Beschwer-den träten schon bei kleinen Aufregungen oder beim Betreten niedriger oder enger Räume auf. Im Mai 1953 hätte man eine Schilddrüsenüber-funktion angenommen und sie nun 14 Monate lang ohne jede Beein-flussung der Beschwerden mit Methylthiouracil behandelt.

Bei der klinischen Untersuchung findet sich kein sicherer abnormer Befund an der Schilddrüse. Die Augensymptome sind negativ; es besteht eine Tachykardie von 99, die beim Stehen sofort 110 erreicht. Der Blut-druck nach Riva-Rocci beträgt 140/100 mm Hg; über dem Sternum und dem 2. Intercostalraum links ist ein kurzes systolisches Geräusch zu hören; der Leib ist unauffällig; bei der neurologischen Untersuchung finden sich ein grobschlägiger Lid- und Fingertremor und sehr lebhafte Eigenreflexe. Blutbild und Blutsenkung sind unauffällig; Calcium mit 11,5 mg-% nicht erniedrigt. Das Herz ist röntgenologisch unauffällig, im Extremitäten-Elektrokardiogramm finden sich mäßige Verände-rungen des Erregungsrückganges; bei der Magenröntgenuntersuchung zeigt sich eine sehr frequente Peristaltik.

Die Analyse der Atmungs- und Energiestoffwechselverhältnisse ergab folgendes:

Die Hyperventilation erreichte bei dieser Patientin ein Ausmaß, das wir sonst bei Patienten noch nie beobachtet hatten. In dem in Abb. 21 dargestellten Versuch wurden die Untersuchungen über eine Stunde lang — die Zeit der Voratmung ist in der Abbildung nicht dargestellt — pausenlos durchgeführt, ohne daß einmal die Nasenklemme oder das Mundstück abgenommen wurde. Diese Versuchsanordnung wurde ge-wählt, weil bei akuten Hyperventilationen ein steady state solcher Erhöhungen der Atemminutenvolumina in der Regel nicht gefunden wird. Auch unsere Versuchspersonen konnten mit *einer* Ausnahme nicht so lange und intensiv willkürlich hyperventilieren, und diese eine

Versuchsperson wurde, wie wir im vorigen Abschnitt beschrieben, nach einer einstündigen Hyperventilation bewußtlos für 10 min.

Unsere Patientin dagegen, deren Atemminutenvolumen selbst in Narkose noch ungefähr das Doppelte der Norm betragen hatte, zeigte nach der über einstündig beobachteten Hyperventilation keine Zeichen einer Bewußtseinstrübung oder von Tetanie.

Der respiratorische Quotient lag, im Gegensatz zu demjenigen bei akuten Hyperventilationen, von Anfang an im Bereich des Normalen und schwankte um 0,73.

Bei allen anderen Patienten, bei denen infolge akuter emotionaler Reaktionen eine Hyperventilation aufgetreten war, verschwand diese in tiefer Narkose. Dieser nur 51 kg schweren Patientin war eine hohe Dosis Thiogenal injiziert worden und zwar 12 mg-kg, was auch eine tiefe Narkose von 25 min zur Folge hatte. Die Fortdauer der Hyperventilation in tiefer Narkose ist daher möglicherweise ein charakteristisches Symptom für das Hyperventilationssyndrom, was aber erst dann sicher gesagt werden kann, wenn es auch bei anderen Fällen in Zukunft gefunden wird.

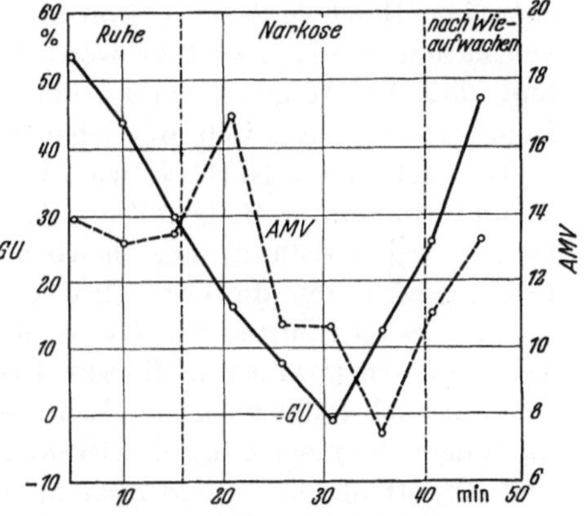

Abb. 21. Energieumsatz (*GU*) und Atemminutenvolumen (*AMV*) beim Hyperventilationssyndrom. Ruhenüchternmessungen und Untersuchungen in Narkose. [Nach v. EIFF, Rass. Fisiopat. 27, 111 (1955)]

Immerhin spricht diese Beobachtung dafür, daß bei dieser Patientin nicht eine Fortdauer der corticalen Aktivität die Hyperventilation unterhielt, sondern daß tiefer gelegene, von einer Narkose nicht unmittelbar erfaßte Zentren hier eine entscheidende Rolle spielen. Diese Beobachtung ist auch von großem Interesse für die Frage der anatomischen Zuordnung von neurotischen Störungen. Die Forschung steht hier noch ganz am Anfang. Während EWALD von der psychologisch-psychiatrischen Seite her meint, daß Temperament und Charakter in hohem Maß mit den Leistungen des Zwischenhirns verknüpft seien — wofür auch zum Beweis Krankengeschichten von Zwischenhirnerkrankten und tierexperimentelle Befunde angeführt werden können —, gibt es andere Autoren (s. ORTHNER 1955), die auf Grund von tierexperimentellen Untersuchungsergebnissen den Primat auf dem Gebiet der Triebe, Instinkte und Stimmungen gewissen Rindenbezirken zusprechen. ORTHNER betont den großen Wert von Untersuchungen am Menschen, da die experimentelle Tierpsychologie nur einen begrenzten Wert für die Deutung menschlicher psychischer

Phänomene besitzt; besonders wertvoll werden Untersuchungen sein, die psychopathologisch und pathologisch-anatomisch gleich gründlich erfolgen.

Wenn wir der Einteilung von CHRISTIAN und Mitarbeitern folgen, dann gehört unsere Patientin zur Gruppe mit vorwiegender Änderung des Atemtyps; die Atemfrequenz schwankte um 40, und der Atemtyp war hastig und unruhig. Bei den einzelnen Atemzügen schwankte das Atemvolumen zwischen 0,3 und 0,5 Litern.

Allein auf Grund der Exploration der Patientin und ihren charakteristischen Beschwerden war von uns die Diagnose Neurose mit Hyperventilationssyndrom gestellt worden. Die Analyse der Atmung zeigte nun, daß der Atemtyp vorlag, der auch in der Literatur als für eine Neurose charakteristisch angesehen wird.

Da auch in der Narkose, wie oben ausgeführt, die Hyperventilation — und zwar unter Beibehaltung des sehr frequenten unruhigen Atemtyps — weiterbestand, müssen wir annehmen, daß an der neurotischen Störung nicht nur die corticalen Atemfelder, vornehmlich die orbitale Fläche des Stirnhirns, der Gyrus cinguli, der Uncus und das vordere Temporalhirn (BAILEY u. SWEET 1940, KAADA und Mitarbeiter 1949), sondern auch tiefer gelegene Hirnteile maßgebend beteiligt waren. Verbindungen der respiratorisch wirksamen Rindenfelder mit dem Thalamus und Hypothalamus — und zwar in corticosubcorticaler und subcorticocorticaler Richtung — sind bekannt (BAILEY und Mitarbeiter 1950), so daß die anatomischen Gegebenheiten nicht in Widerspruch zu diesen Überlegungen stehen.

In unserem Beispiel haben wir erfahren, daß bei der Patientin eine Schilddrüsenüberfunktion angenommen und deshalb eine antithyreoidale Therapie durchgeführt worden war. Neben der Fehldeutung der Beschwerden waren auch die z. T. sehr erheblichen Grundumsatzsteigerungen, die an anderer Stelle festgestellt worden waren, Ursache hierfür. Atemgasanalysen mit O_2-Werten von 2,20% und CO_2-Werten von 1,75%, wie im vorliegenden Fall, müssen aber den starken Verdacht einer Hyperventilation erwecken, da sie bei Grundumsatzsteigerungen anderer Genese nicht beobachtet werden. Man sieht den Vorteil, der durch die Benutzung von Grundumsatzgeräten gegeben ist, die die prozentuale Analyse der Atemgase ermöglichen. Bei dieser Patientin konnte nur eine tiefe Narkose Aufschluß über den Ruhenüchternumsatz geben, da Muskeltonusveränderungen keine Rolle spielten.

Wenn die in Narkose beobachteten Umsatzsenkungen bis zu Normalwerten einen Hypoventilationseffekt infolge der Narkose — nach vorausgegangener Hyperventilation — darstellen würden (s. Abschnitt über Narkoseuntersuchungen), hätte der erste Umsatz in Narkose den tiefsten Wert ergeben müssen und nicht der dritte, wie im vorliegenden Fall.

Wir konnten also auf Grund der Narkoseuntersuchung sagen, daß der Ruhenüchternumsatz bei dieser Patientin nicht erhöht ist und daß die im Wachzustand gemessenen Umsätze nicht die Standardbedingungen erfüllen und somit nicht verwertbar sind. Es ist also auch ohne Radiojoduntersuchungen möglich, beim Hyperventilationssyndrom die erhöht gemessenen Energieumsätze als nicht thyreogen zu erkennen.

Die Psychotherapie ist, sofern nicht organische Ursachen für dieses Syndrom festgestellt werden können, nach Ansicht der amerikanischen Autoren in der Therapie die Methode der Wahl. Wir selbst können uns mangels Erfahrung kein Urteil hierüber erlauben. Dabei sind, nach den Erfahrungen z. B. von Lewis (1954), nicht Maßnahmen wie Analyse und Hypnose erforderlich; meistens genügt es, ein Vertrauensverhältnis zu den Patienten herzustellen und sie über die atmungsphysiologischen Vorgänge aufzuklären, um wenigstens den circulus vitiosus der Angst zu durchbrechen.

3. Der Muskeltonus

Die Überlegungen über die möglichen Mechanismen, über die Stoffwechselsteigerungen bei psychischer Tätigkeit zustande kommen können, hatten das Augenmerk schon in besonderer Weise auf die Skeletmuskulatur gelenkt.

Von anderen Ausgangspunkten war schon lange die Muskeltätigkeit bei psychischen Vorgängen diskutiert worden. Loeb (1886) hatte ein Nachlassen der Muskelspannung bei geistiger Arbeit behauptet, Tuttle (1924) eine Steigerung der Muskelspannung hierbei angenommen. Es gab auch Autoren, die umgekehrt Rückwirkungen von der Muskelspannung auf die geistige Tätigkeit für möglich hielten (Courts 1939, Bills 1927). Exakte Untersuchungen über diese Frage wurden dann in den letzten 2 Jahrzehnten mit Hilfe der Kathodenstrahlenoszillographie von Davis (1939), Daniel (1939), Shaw (1940) und Strother (1949) durchgeführt. Diese Autoren fanden z. T. statistisch gesicherte Änderungen des Reflextonus der Muskulatur während geistig-psychischer Tätigkeit. Energetische Überlegungen spielten bei diesen Untersuchungen keine Rolle.

a) Literaturübersicht

Vor einer weiteren Betrachtung ist zuerst zu klären, was unter „Muskeltonus" in dieser Arbeit zu verstehen ist. H. Schaefer (1952) beschreibt 2 Arten der Zellreaktionen:

1. In autonomer Weise auf Umweltbedingungen, z. B. auf p_H, Ionen usw.: das hierbei erhaltene Gleichgewicht heißt cellulärer Tonus.

2. In erzwungener Weise auf Nervenreize hin: diese Reaktion wird reflektorischer Tonus genannt. — Die Muskelfaser speziell antwortet auf ihre Umgebung cellulär sehr deutlich: Depolarisation der Membran führt zur Verkürzung, bei der elektrischen Wiederaufladung strecken sich die Fasern wieder in die Länge. Die Muskelfasern stellen wahrscheinlich eine Art „Kaliumbatterie" dar, die sich jeweils mit Hilfe des Stoffwechsels unter Elimination von Na^+ elektrisch auflädt und dann bei Erregung unter Aufnahme von Na^+ wieder entlädt (FLECKENSTEIN 1956).

Unter physiologischen Bedingungen spielen beim Menschen die cellulären Phänomene keine oder höchstens eine sehr untergeordnete Rolle.

Wenn in dieser Arbeit einfach von Muskeltonus gesprochen wird, dann ist der reflektorische Tonus im Sinne SCHAEFERS, also der von Muskel- aktionsströmen begleitete Zustand gemeint. Da z. B. bei Kälteunter- suchungen deutlich wird, daß die tonische Innervation des Muskels ohne Grenze in die Willkürtätigkeit des Muskels übergeht, ist es Sache der Definition, wann man von einer tonischen und wann man von einer tetanischen Innervation spricht. SCHAEFER hat das Kriterium der Un- merklichkeit für die tonische und das der Sichtbarkeit für die tetanische Innervation als maßgebend vorgeschlagen.

Ich habe oben auf die Untersuchungen amerikanischer Psychologen hingewiesen, die eine Steigerung des Muskeltonus bei geistig-psychischer Tätigkeit fanden. GÖPFERT (1952), der zuerst Messungen des Energiestoff- wechsels mit elektromyographischen Untersuchungen kombinierte und Beziehungen zwischen Stoffwechsel- und Tonusveränderungen annahm, fand mit BERNSMEIER u. STUFFLER (1953) bei geistiger Arbeit einen Anstieg dieser beiden gemessenen Größen. Er schloß daraus, daß die bei geistiger Arbeit auftretenden Umsatzerhöhungen zu einem wesentlichen Anteil auf den begleitenden Steigerungen der Muskelinnervation beruhen. Der mögliche quantitative Anteil des Muskeltonus an den Umsatz- erhöhungen konnte aber weder hier noch in den Untersuchungen von v. EIFF u. GÖPFERT (1952) geklärt werden.

Erstmals wurden Untersuchungen von Patienten mit endogener Psychose zum Anlaß eingehenderer quantitativer Muskeltonusstudien genommen (v. EIFF und Mitarbeiter 1952). Es wurden die Amplituden- frequenzprodukte der Muskelaktionsströme der einzelnen Ableitungen errechnet und geschätzt, ob der gesamte registrierte Muskeltonus sich zu dem gemessenen Grundumsatz entsprechend zu hoch oder zu niedrig verhielt. Auf Grund der Überlegung, daß alle Ruhenüchternumsätze, bei denen synchrone Muskeltonuserhöhungen gemessen werden konnten, Leistungsumsätze darstellten, die sich aus dem eigentlichen Zellstoff- wechsel und dem durch die Muskelkontraktionen bedingten Energie- mehrverbrauch zusammensetzten, wurde in Analogie zur Nomenklatur der Thermoregulation der Begriff „Grundumsatz im engeren Sinn" eingeführt, worunter der Ruhenüchternumsatz ohne erhöhten reflektorischen Muskeltonus verstanden wurde. Diese Überlegung führte zu dem Schluß, daß echte Stoffwechseländerungen bei Psychosen sehr viel seltener vorkommen, als man nur auf Grund der Grundumsatzmessungen annehmen mußte, eine Überlegung, die durch Radiojoduntersuchungen in letzter Zeit (BONATI und Mitarbeiter 1955) als richtig erkannt werden konnte.

In welch enger Beziehung Energiestoffwechsel und reflektorischer Muskeltonus bei der Thermoregulation, bei der ja auch psychische Fak-

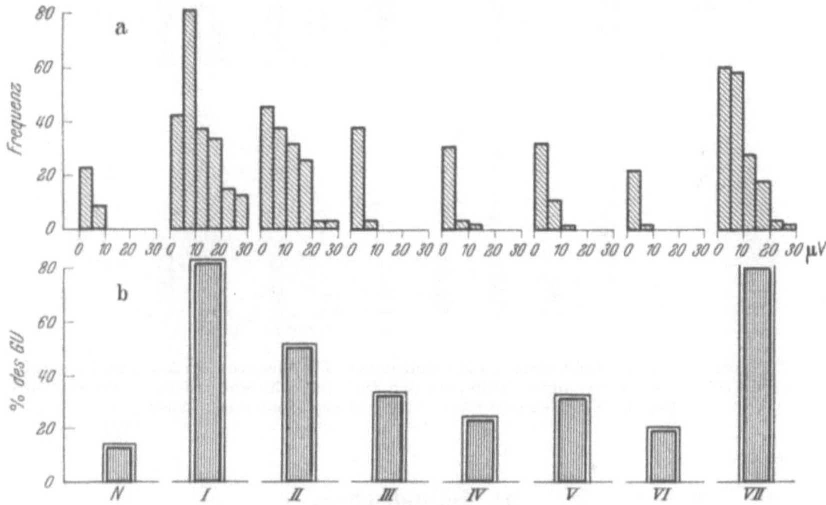

Abb. 22. Numerische und graphische Auswertung eines länger ausgedehnten Abkühlungsversuchs mit Muskeltonusableitung von 7 Körperstellen. a) Gesamtaktivität der 7 beobachteten Muskeln. b) Gleichzeitig gemessener Energieumsatzwert. Ruhende Kaltluft bei den Messungen 1—6. Windbewegung bei Messung 7. Raumtemperatur 13°C. *N* Normalzustand unter „Behaglichkeitsbedingungen". [Nach GÖPFERT, v. EIFF u. HOWIND, Z. exper. Med. **120**, 308 (1953)]

toren eine Rolle spielen können (v. EIFF 1951), stehen, zeigten graphische Darstellungen des Umsatz- und Muskeltonusverhaltens während Abkühlungsversuchen, die eine gleichlaufende Tendenz dieser beiden Größen erkennen ließen (GÖPFERT, v. EIFF u. HOWIND 1953, HOWIND 1952), Abb. 22). Dieses parallele Verhalten von Umsatz und Tonus war auch in Untersuchungen bei geistiger Arbeit zu erkennen, wenn sogar nur die Muskelaktionsströme des rechten Unterarms abgeleitet wurden (PFLEIDERER 1954), wie Abb. 23 zeigt. Diese Ergebnisse ermutigten zu neuen Untersuchungen über die Beziehungen zwischen Energiestoffwechsel und reflektorischem Muskeltonus bei geistiger Arbeit und zu dem Versuch, den Einfluß des Muskeltonus auf den Umsatz zu berechnen (v. EIFF,

JESDINSKY u. JÖRGENS 1956, JESDINSKY 1956). Daneben wurden diese
Verhältnisse auch bei Patienten studiert, die bereits während der Ruhe-
nüchternumsätze einen erhöhten Muskeltonus aufwiesen, ähnlich wie die
Kranken mit endogenen Psychosen, bei denen man infolge der Bettruhe
oder der eingenommenen Medikamente eine Änderung von Umsatz oder
Muskeltonus erwarten konnte.

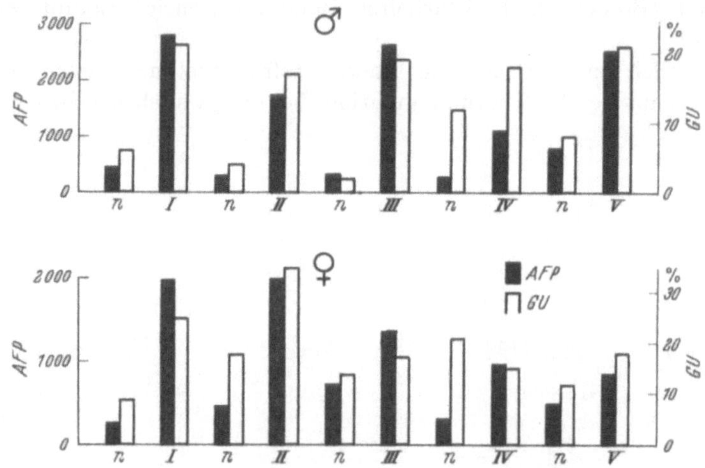

Abb. 23. Verhalten von reflektorischem Muskeltonus (AFP) des rechten Arms und Energieumsatzes (GU) während normaler Ruheperioden (n.) und während geistiger Arbeit (röm.
Ziffern). (Nach PFLEIDERER, Inaug.-Diss. Heidelberg 1954)

b) Methodisches

Die Untersuchungen des Ruhenüchternumsatzes wurden unter den Standardbedingungen durchgeführt, die für Grundumsatzbestimmungen definiert sind, d. h.
nur minimale Eiweißzufuhr am Tage vor der Messung (die Forderung 3 Tage eiweiß-
frei zu leben, hat nur für diejenigen Personen Sinn, die gewohnheitsgemäß abnorm
große Eiweißmengen zu sich nehmen, da hier eine relativ geringe, protahierte
Wirkung auf den Stoffwechsel, in der Art einer „sekundären spezifisch-dynamischen
Wirkung" zu erkennen ist (GÖPFERT 1955)); strenge körperliche Ruhe vor der
Messung (falls keine körperlich anstrengende Arbeit geleistet wurde und der Patient
lediglich ein kurzes Stück Weg sehr langsam gegangen ist, genügt nach GÖPFERT
und unseren eigenen Erfahrungen ein einstündiges Liegen auf einem sehr bequemen
Sofa im Stoffwechselzimmer vor Beginn der Messungen), Einhaltung einer Behag-
lichkeitstemperatur (bei bekleideten und mit einer leichten Wolldecke zugedeckten
Patienten 20—22°C bei einer relativen Feuchtigkeit von etwa 50—60%), größte
Ruhe und Fernhaltung von Außenreizen während der Untersuchungen.

Die untersuchten Personen lagen in einem verstellbaren dreiteiligen Liegestuhl,
der in der von LEHMANN geforderten Weise so eingestellt werden konnte, daß die
Muskulatur bei leicht angewinkelten Gelenken möglichst entspannt war (auf die
Bedeutung der Lagerung für die Umsatzmessungen haben vor allem WACHHOLDER
u. FRANZ 1944 hingewiesen). Dieser Spezialstuhl stand in einem Faradayschen Käfig.

α) Die Bestimmung des Grundumsatzes

Die Gaswechselgrößen wurden nach längerer Voratmung, die solange durchgeführt wurde, bis das Atemminutenvolumen ziemlich konstant blieb, in 5 oder 10 min-Versuchen mit Hilfe der Analyse durch ein Hartmann & Braun-Gerät gemessen, wobei die offene Methode mit Douglassäcken gewählt und totraumfreie Ventile nach Göpfert verwandt wurden.

Bei der Berechnung der Stoffwechselmessungen mit offenem Respirationssystem mußte darauf geachtet werden, daß Inspirations- und Exspirationsvolumen verschiedene Größen sind, falls der respiratorische Quotient nicht gerade 1,0 ist. Da in unserer Versuchsanordnung das Einatmungsvolumen gemessen wurde, mußte die andere Größe aus der prozentualen Änderung der absolut konstanten Stickstoffmenge errechnet werden. Die Formel, nach der der Grundumsatz dann berechnet wird, lautet:

$$GU = 5{,}173 \, \frac{b}{273 + t} \cdot \frac{381{,}7 \cdot O_2 + 17{,}52 \cdot CO_2}{79{,}1 + O_2 - CO_2} \cdot V_I,$$

wobei O_2 den Prozentsatz des gemessenen „O_2-Defizits", CO_2 den Prozentsatz des gemessenen CO_2 und V_I das Inspirationsvolumen bedeutet. Die jeweilige Ausrechnung wurde durch Tabellen erleichtert, die nach dieser Formel aufgestellt wurden (v. Eiff u. Jesdinsky 1955).

β) Die Bestimmung des Muskeltonus

Die Muskelaktionsströme wurden mit kleinflächigen Hautelektroden von folgenden Stellen abgeleitet: 1. vom proximalen Drittel des rechten Unterarms (Strecker des Mittelfingers), 2. und 3. vom distalen Drittel des rechten und linken Ober-

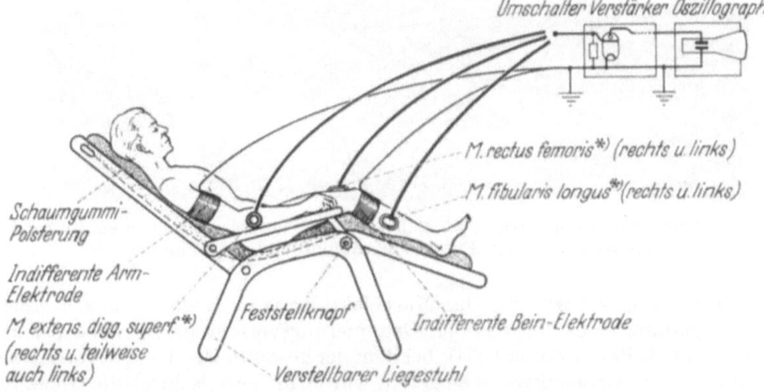

Abb. 24. Schema der Ableitung der Muskelaktionsströme mit Hautelektroden bei Bestimmung des Grundumsatzes im engeren Sinn

schenkels (Strecker des Kniegelenkes), 4. und 5. vom proximalen Drittel des rechten und linken Unterschenkels (Fibularisgruppe).

Außer von diesen Standardableitungen (Abb. 24) wurde in manchen Versuchen noch zusätzlich vom proximalen Drittel des linken Unterarms bzw. von der Beugeseite des proximalen Drittels des rechten Unterarms abgeleitet. Die mechanischen Impulse des rechten Unterarms wurden durch einen Bouckeschen Pulsgeber übertragen und registriert.

Die 2 Geradeausverstärker für die monopolar abgeleiteten Muskelaktionsströme und das Mechanogramm befanden sich noch innerhalb des Faraday-Käfigs. Außerhalb desselben befand sich der Zweistrahloszillograph mit der Doppelnetzanode und dem Fotokymographion (Abb. 25).

Während bei den Untersuchungen im Physiologischen Institut Heidelberg von uns noch für die Muskelaktionsströme ein Verstärker mit einer Einschwingzeit von ungefähr einer halben Minute verwandt wurde, benutzten wir zu den Untersuchungen in Bonn einen vom Physiologischen Institut in Heidelberg gebauten gleichartigen Spezialverstärker (GÖPFERT 1952), der Muskelaktionsströme selektiv bis $5 \cdot 10^6$ verstärkt, dessen Einstellzeit aber beim Umschalten auf eine andere Ableitung nur den Bruchteil einer Sekunde betrug.

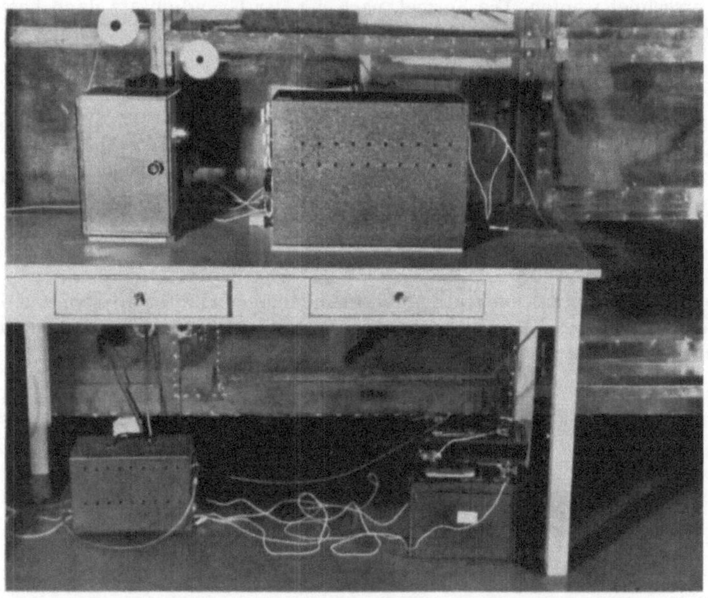

Abb. 25. Teil der ,,Tonusapparatur'', der sich außerhalb des Faradayschen Käfigs befindet:
2 Strahloszillographen, Fotokymographion und Doppelnetzanode

Die numerische Auswertung der Muskelaktionsstrom-Registrierungen geschah durch Anwendung eines statistischen Gruppierungsverfahrens (GÖPFERT, v. EIFF u. HOWIND 1953, PFLEIDERER 1954), bei dem der gesamte Bereich der vorkommenden Amplituden in Größenklassen eingeteilt wurde, die jeweils durch die Grenzwerte 1—5 μV, 5—10 μV, 10—15 μV, 15—20 μV usw. gebildet waren. Entsprechend den bei allen Versuchen mitregistrierten Eichausschlägen wurden diese Klassengrenzen auf einen Maßstab aufgetragen, der leicht an den Oszillogrammen entlang geführt werden konnte. Jede registrierte Potentialspitze fiel damit in eine bestimmte Klasse, konnte sofort eingeordnet und entsprechend in die Auszählung eingereiht werden (Abb. 26). Letztere erfolgte derart, daß für jede Klasse die Zahl der im Zeitraum von einer Sekunde registrierten Aktionspotentiale festgestellt wurde; die auf diese Weise ermittelte Häufigkeit gibt dann unmittelbar die Frequenz in jeder Klasse an. Die Protokollierung erfolgte durch Strichmarkierung, wie es bei der Auszählung des Differentialblutbildes üblich ist.

Nun wurde die Stärke des Muskeltonus der einzelnen Ableitungen durch das Produkt der durchschnittlichen Amplitudenhöhe mit der durchschnittlichen Frequenz, also durch das Amplitudenfrequenzprodukt (AF), charakterisiert. Der Mittelwert der Amplitudenfrequenzprodukte aller abgeleiteten Stellen galt als Maß des quantitativen Muskeltonusverhaltens einer Person. Diesen aus einer endlichen Summe gewonnenen Mittelwert nannten wir „integrales Amplitudenfrequenzprodukt" (IAF). Bei der routinemäßigen Ableitung wurde das IAF wie folgt berechnet:

$$IAF = [AF_{\text{re. U. Arm}} + 2\,(AF_{\text{re. O. Schenk.}} + AF_{\text{l. O. Schenk.}}) +$$
$$+ AF_{\text{re. U. Schenk.}} + AF_{\text{l. U. Schenk.}}] : 5 .$$

Man sieht, daß die AF der Oberschenkel doppelt genommen wurden. [Diese Anordnung schien theoretisch in etwa durch die Tatsache motiviert, daß der Oberschenkel im Vergleich zu dem Unterschenkel eine erheblich größere Muskelmasse besitzt (Korrelationsberechnungen, in denen die AF der Oberschenkel nur einfach

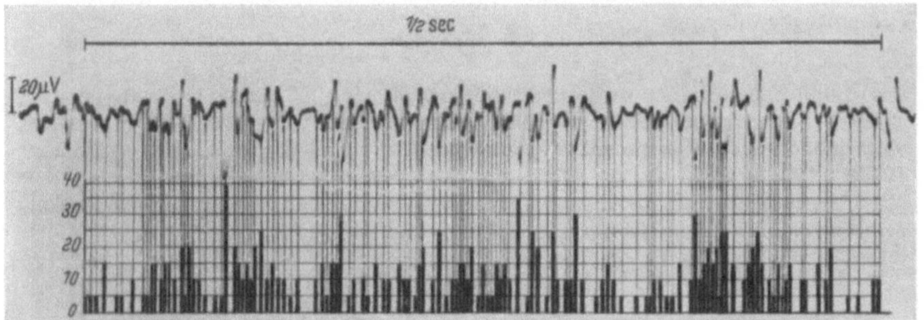

Abb. 26. Muskelaktionsströme des rechten Unterarms. Auswertung hinsichtlich Amplitudenhöhe und Frequenz zur Gewinnung eines Amplitudenfrequenzproduktes (AF)

genommen wurden, ergaben aber keine wesentlich schlechteren r-Werte, so daß die Dopplung dieser AF-Werte in Zukunft nicht unbedingt notwendig erscheint). Auch die Muskulatur des Unterarms ist etwa halb so schwer wie die des Unterschenkels; wenn wir daher zusätzlich den Muskeltonus des linken Unterarms ableiteten, wurde dieser Wert mit demjenigen des rechten Unterarms gemittelt; dies ergab bessere Korrelationen zum Umsatz, als wenn wir die Arme in der Art der Unterschenkel in die Rechnung eingesetzt hätten].

An einem Beispiel soll die Auszählmethode erläutert werden (Abb. 26).

In dieser registrierten Kurve wurden in einer halben Sekunde gezählt:

34mal	Amplituden der	5 μV-Gruppe =	170 μV/sec
42mal	Amplituden der	10 μV-Gruppe =	420 μV/sec
29mal	Amplituden der	15 μV-Gruppe =	435 μV/sec
11mal	Amplituden der	20 μV-Gruppe =	220 μV/sec
7mal	Amplituden der	25 μV-Gruppe =	175 μV/sec
3mal	Amplituden der	30 μV-Gruppe =	90 μV/sec
1mal	Amplituden der	35 μV-Gruppe =	35 μV/sec
1mal	Amplituden der	40 μV-Gruppe =	40 μV/sec
128			1585 μV/sec

d. h. in 1 sec betrugen das AF = 3170 μV/sec, die Frequenz = 256/sec und die mittlere Amplitude = 12,4 μV.

Die gewonnene Zahl des integralen Amplitudenfrequenzproduktes (IAF) ist in ihrer Größenordnung von der verwandten Elektrodenform, dem Sitz und der Zahl der Ableitungsstellen abhängig; da diese Faktoren in allen Versuchen konstant blieben, konnte das IAF als Maßstab der Muskeltonusstärke verwendet werden.

c) Die Berechnung des Grundumsatzes im engeren Sinn

α) Die Berechnung des Korrelationskoeffizienten

Die Untersuchung der Beziehung zweier Größen beginnt vorteilhaft mit der graphischen Darstellung des Zusammenhangs in einer Korrelationstafel. Eine Größe (X) wird als Abszisse, die andere (Y) als Ordinate gewählt; jedes Wertpaar wird durch einen Punkt im Koordinatenfeld dargestellt. Die Tonusstärke wurde als Abszisse und das prozentuale Abweichen des Grundumsatzes vom Sollwert als Ordinate gewählt; also

$$x = \text{IAF} \quad \text{und} \quad y = \% \text{ GU-Schwankung};$$

aus räumlichen Gründen wurde 1000 IAF so groß wie 10% auf der Ordinate gesetzt.

Der Korrelationskoeffizient r dient zur Messung der Stärke (Strammheit) eines geradlinigen Zusammenhangs zwischen 2 Veränderlichen x und y (KOLLER 1953).

Bezeichnen wir nun die Energieumsatzwerte mit U und die zugehörigen Muskeltonuswerte mit T, die Mittelwerte mit M_U und M_T, so ist

$$r = \frac{\Sigma_n\,(M_U - U_n) \cdot (M_T - T_n)}{\sqrt{\Sigma_n\,(M_U - U_n)^2 \cdot \Sigma_n\,(M_T - T_n)^2}}.$$

Wichtig ist nun, daß der Korrelationskoeffizient r, wenn man die n gemessenen Wertpaare T, U als Stichproben aus einer größeren Gesamtheit auffaßt, einen von der Zahl n abhängigen Schwankungsbereich aufweist. Fordert man eine Grundwahrscheinlichkeit von 99,73%, so darf bei Berücksichtigung der 3 σ-Schwankung r den Wert 0 nicht unterschreiten. Derjenige r-Wert, dessen unterer Grenzwert gerade = Null ist, wird als Zufallshöchstwert bezeichnet. Er steht im folgenden hinter den r-Werten in Klammern.

β) Bestimmung einer die gegebene Punktwolke „möglichst gut" approximierenden Geraden, einer sog. „Trendlinie I. Grades"

(nach KOLLER 1953)

Der Schnittpunkt der Trendlinie mit der Ordinatenachse ergibt den gesuchten Grundumsatz im engeren Sinn: U_0. Die Größe m ist ein Maß dafür, in welchem Grade der auftretende Muskeltonus von einer Stoffwechselsteigerung gefolgt ist. Die Resultate werden auf folgende Weise gewonnen:

$$m = \frac{\Sigma_n\,(M_U - U_n) \cdot (M_T - T_n)}{\Sigma_n\,(M_T - T_n)^2}$$

$$U_0 = M_U - m \cdot M_T.$$

Die gesuchte Gerade ist dann gegeben durch

$$U^{(Tr)} = U_0 + m \cdot T \,.$$

Diese Gleichung besagt, daß die gesuchte Gerade die Ordinatenachse im Punkte U_0 schneidet und mit der positiven Abszissenachse einen Winkel w bildet, dessen Größe durch $\tan g\, w = m$ gegeben ist.

Dann wird die sog. „Standardabweichung" der wirklichen Werte U von der gefundenen Trend-Geraden bestimmt;

$$\text{Streuung } \sigma = \sqrt{\frac{\Sigma\,(U - U^{(Tr)})^2}{n}}\,.$$

Eine Faustregel besagt, daß meist etwa $^2/_3$ der gefundenen Punkte $(U,\ T)$ in dem Bereich $U^{(Tr)} \pm \sigma$ liegen.

d) Versuche

Zum Verständnis der Untersuchungen, bei denen gesunde Versuchspersonen und Patienten auf optischem und akustischem Weg (z. B. Additionsaufgaben durch Projektion von Diapositiven und Abspielen von Tonbändern) zu geistiger Arbeit und emotionalen Reaktionen angeregt wurden, waren Modellversuche verschiedener Art notwendig. Über Untersuchungen, die sich mit dem Phänomen der Hyperventilation beschäftigen, ist oben berichtet worden. Wenn bei einer Testuntersuchung eine Hyperventilation auftrat, nachdem die vorausgegangenen Messungen eine ruhige, normale Atmung ergeben hatten, dann konnte der dadurch entstandene Fehler in etwa korrigiert werden, indem man bei Änderungen des respiratorischen Quotienten um mehr als 0,10 nicht den errechneten Momentan-RQ in die Berechnung des Grundumsatzes einsetzte, sondern den durchschnittlichen RQ der vorausgegangenen Ruhemessungen. Solche Hyperventilationswerte mit RQ-Änderungen über 0,10 sind im folgenden verschiedentlich erwähnt.

Noch eine andere Erscheinung erforderte besondere Aufmerksamkeit. Untersuchungen über das Verhalten des Muskeltonus bei psychologischen Testuntersuchungen (v. EIFF und Mitarbeiter 1952) hatten auch Muskeltonuserhöhungen ohne gleichzeitige Umsatzerhöhung erkennen lassen. Wir beobachteten nun, daß in solchen Fällen, die wir auch jetzt wieder vorfanden, fast immer nur ein Muskel, häufig der rechte Mittelfingerstrecker, besonders tonisch aktiv war und daher mit seinem hohen AF-Wert die statistische Mittelwertsbildung des integralen Amplitudenfrequenzproduktes im Sinne der Erhöhung beeinflußte; wir vermuteten nun, daß dieser Wert in Wirklichkeit kein echter statistischer Repräsentant des Muskeltonusverhaltens war, d. h. daß hier tetanische Innervationen vorlagen, die nicht mit den tonischen statistisch gleichgesetzt werden dürfen. Am rechten Arm hatte man mit Hilfe des Mechanogramms die Möglichkeit zu kontrollieren, ob Bewegungen, selbst kleinsten Ausmaßes, stattfanden. Für die anderen Ableitungsstellen besaßen wir keine solche Kontrollmöglichkeiten; wir waren hier auf die unmittelbare Beobachtung der entsprechenden Extremität angewiesen.

Modellversuche zu dieser Frage wurden nun so durchgeführt, daß die Versuchsperson den Mittelfinger rechts streckte oder die unbequeme Lage einer anderen Extremitätenstelle aufrecht erhielt. In beiden Fällen kam es an den entsprechenden abgeleiteten Stellen zu erheblichen Tonussteigerungen, die sich nicht statistisch beweisbar im Energiestoffwechsel auswirkten. (Diese Befunde stehen nicht im Gegensatz zu der von WACHHOLDER und Mitarbeitern, 1944, gemachten Beobachtung, daß unbequeme Lagerung zu Umsatzsteigerung führt, da bei uns nur jeweils eine Muskelgruppe unbequem gelagert wurde.)

Wurden die Versuche nun so durchgeführt, daß die Versuchsperson nach dem Takt eines Metronoms abwechselnd die Finger spreizte, die Faust schloß, die Kniee beugte und die Füße plantar bewegte, dann kam es zu erheblichen Tonussteigerungen an den jeweiligen Ableitungsstellen, ohne daß die Umsatzsteigerungen, die bei diesen Versuchen gemessen wurden, das Ausmaß derjenigen hatten, die sonst bei solchen Tonussteigerungen ohne Bewegung und ohne unbequeme Lagerung gefunden wurden. Dies bedeutet, daß man in diesen Bewegungsversuchen z. B. einem IAF von je 1000 eine Umsatzsteigerung von je 3% zuordnen mußte, während sonst bei diesem Tonuswert z. B. Umsatzsteigerungen von 10% und mehr gefunden wurden.

Auf Grund dieser Modellversuche wurden bei Untersuchungen einzelne Meßpunkte, die dadurch völlig aus dem Rahmen fielen, daß ein hohes IAF, das durch ein sehr hohes AF einer Ableitung zustande gekommen und nicht von einer entsprechenden Umsatzsteigerung begleitet war, als „Bewegungs"-AF verdächtigt und besonders gekennzeichnet. Ergab nun die Analyse des Mechanogramms oder die während des Versuchs geschriebene Protokollnotiz, daß an dieser Extremität tatsächlich zu diesem Zeitpunkt Bewegungen stattgefunden hatten, dann wurde dieser aus Umsatz- und Muskeltonus gebildete Meßpunkt nicht statistisch berücksichtigt, anderenfalls nur mit Vorbehalt und besonderer Kennzeichnung aus der Korrelationsrechnung weggelassen, da man aus der Gleichheit des Verhaltens eine unbemerkt gebliebene Bewegung vermuten konnte.

An 20 stoffwechselgesunden Versuchspersonen wurde in 24 Versuchsreihen, in denen emotionale Reaktionen in der oben angegebenen Weise erzeugt wurden, das Verhalten von Energiestoffwechsel und Muskeltonus geprüft. Davon wiesen 8 Versuchsreihen keinerlei Besonderheiten auf. Tabelle 1 bringt als Beispiel die Ergebnisse einer Versuchsreihe. In 5 Versuchsreihen kamen Stoffwechselbestimmungen mit Hyperventilation vor.

3 Versuchsreihen zeigten „Bewegungspunkte", wovon in 2 Versuchsreihen Bewegungen bzw. unbequeme Lagerung sicher vorlagen, während man in einer Versuchsreihe dies mit hoher Wahrscheinlichkeit annehmen konnte. In 4 Versuchsreihen kamen vereinzelt bei Testaufgaben Umsatzsteigerungen vor, die nicht von entsprechenden Muskeltonussteigerungen begleitet waren. Hier handelte es sich nicht um ein charakteristisches Verhalten dieser Versuchspersonen, denn bei einem Kontrollversuch ergab sich ein völlig unauffälliges Verhalten. In 3 Versuchsreihen dagegen trat dasselbe Phänomen auf, aber nicht mehr als Ausnahmefall wie in den eben beschriebenen Versuchsreihen, sondern als Regel. Hier scheint es

Tabelle 1. *Beispiel aus den Versuchsreihen gesunder Versuchspersonen.*
Versuchsperson C. B. (♀) 22 J., Soll-GU 1330 Cal. Energieumsatz und Muskeltonusverhalten einer Versuchsperson unter Grundumsatzbedingungen und bei geistiger Arbeit. U% = prozentuales Abweichen des gemessenen Umsatzes vom Sollwert. *IAF* = durschschnittliches Muskeltonusverhalten von 5 Ableitungen. m = Verhältnis von U% zu *IAF*. U_0 = errechneter Grundumsatz im engeren Sinn.

Unt. Nr.	Bedingung	AMV	O_2%	RQ	U%	IAF
1	Ruhe	4,47	4,58	0,71	+0,3	184
2	Ruhe	4,31	4,75	0,73	+0,5	60
3	Opt. Rechentest	5,15	4,80	0,77	+21,8	2241
4	Testbild	4,41	5,04	0,72	+8,7	349
5	Testbild	4,49	4,77	0,78	+5,5	660
6	Testbild	4,03	5,35	0,68	+3,1	288
7	Ruhe	4,36	4,72	0,72	+0,9	10

$$r = 0{,}958, \quad m = 0{,}00944, \quad U_0 = +0{,}7\%\,(\pm 2{,}2), \quad t = 4{,}723,$$
Wahrscheinlichkeit = 99,9%, r^2 = 0,890, d. h. andere Einflüsse außer Muskeltonus 11%.

sich um eine Eigentümlichkeit der Versuchspersonen zu handeln, denn bei 2 von diesen 3 Personen wiederholten wir die Untersuchungen mit den gleichen Ergebnissen. Schließlich wies ein Versuch keinen Zusammenhang zwischen Umsatz- und Muskeltonus auf; bei dieser Versuchsperson trat gleich bei der ersten Testaufgabe eine Hyperventilation auf, die bis zum letzten Umsatz durchgehalten wurde, was wir sonst nie beobachteten.

Außer den Untersuchungen an gesunden Versuchspersonen wurden Versuchsreihen auch bei 7 Patienten mit vegetativer Neurose durchgeführt. Davon waren 4 Versuchsreihen weitgehend unauffällig; es kamen aber in jeder Versuchsreihe vereinzelte Punkte mit Hyperventilation oder Bewegung vor. Eine Versuchsreihe ließ ähnlich wie die eine Versuchsreihe der gesunden Versuchspersonen keine Beziehung zwischen Tonus und Umsatz erkennen. Bei 2 Patienten mußten Bewegungen angenommen werden, ohne daß diese protokollarisch oder durch Mechanogramm gesichert waren. Im übrigen unterschieden sich die Versuchsreihen bei diesen 7 Patienten von den anderen 24 Untersuchungsreihen dadurch, daß bei den Patienten die Trendlinien eine geringe Steigung aufwiesen. Während bei den Versuchspersonen einem IAF von 1000 μV/sec Umsatzsteigerungen von 6—22% entsprachen, fielen bei den Patienten auf diesen Tonuswert Umsatzsteigerungen von 4—9%. Im Sinne der Ergebnisse unserer Modellversuche muß man bei den Patienten häufiger unbemerkt gebliebene kleine Bewegungen oder unbequeme Lagerung annehmen; es fanden sich auch bei diesen Untersuchungen in einzelnen Fällen ein leicht verzittertes Mechanogramm, jedoch nicht so stark wie in den Modellversuchen.

Wenn man nun bei den 31 Versuchsreihen alle Meßpunkte — also auch die Hyperventilations- und „Bewegungs"punkte —, mit Ausnahme eines gesicherten Bewegungspunktes in Untersuchungsreihe 14 und zwei gesicherter Bewegungspunkte in Untersuchungsreihe 15, berücksichtigt, dann ergibt sich folgendes:

a) In 8 Versuchsreihen, davon 2 bei Patienten, wurde der Zusammenhang zwischen Umsatz und Tonus mit über 99,73% Wahrscheinlichkeit gesichert.

b) In 10 Versuchsreihen war der Zusammenhang mit über 95% Wahrscheinlichkeit gesichert (in der anglo-amerikanischen Literatur ist diese 2 σ-Grenze zum Beweis einer Signifikanz ausreichend).

c) Bei 10 Versuchsreihen, davon 4 bei Patienten, war mit einer Wahrscheinlichkeit von 1—2 σ ein Zusammenhang angedeutet.

d) Bei 3 Versuchsreihen, davon einer bei Patienten, war mit einer Wahrscheinlichkeit unter 1σ kein Zusammenhang vorhanden.

In dieser statistischen Auswertung sind also alle „schlechten" Ergebnisse mitverwertet. Diese Betrachtung kann aber nicht genügen, und zwar nicht nur wegen der Miteinbeziehung von Punkten, die man auf Grund von Modellversuchen zumindest als fraglich verwertbar ansehen kann, sondern vor allem, weil jede einzelne Versuchsreihe eine zu kleine Zahl von Meßpunkten enthält, um aus deren statistischer Auswertung allgemeine Schlüsse ziehen zu können.

Man muß daher das vorliegende Material insgesamt auswerten. Es ist notwendig hierfür, den Ausgangspunkt, von dem aus Tonus- und Umsatzänderungen gerechnet werden sollen, für alle Untersuchungen zusammenzulegen und zwar in den Nullpunkt eines neuen Bezugssystems ΔT, ΔU.

ΔT ist der Tonus nach Abzug des durchschnittlichen Wertes der Ruhemessungen und ΔU der Umsatz nach Abzug des arithmetischen Mittelwertes der Ruhemessungen.

Es werden also nur die Meßwerte bei den Tests berücksichtigt; insgesamt bleiben dann 120 Meßpunkte; diese Zahl enthält auch die 3 Punkte mit sicheren Bewegungen, die bei der ersten Betrachtung weggelassen wurden:

a) Sämtliche 120 Untersuchungen weisen eine durchschnittliche Umsatzsteigerung von 13,4% ($\pm$ 0,9%) und eine durchschnittliche Muskeltonussteigerung mit einem IAF von 717 ($\pm$ 92) auf. Das durchschnittliche m beträgt 0,00419. Der Zusammenhang zwischen Umsatz und Tonus ist mit t von 5,62 gesichert (ein t von 3,13 hätte zur 3 σ-Signifikanz genügt!).

b) 97 Untersuchungen fielen auf die Versuchsreihen der gesunden Versuchspersonen; hier war der Zusammenhang zwischen Umsatz und Tonus sogar mit $t = 7,15$ und, wenn man die 3 sicheren Bewegungspunkte wegläßt, mit $t = 7,65$ hoch signifikant (Abb. 27). 68% aller Meßpunkte liegen innerhalb des Streubereichs der Trendgeraden, womit die Normalverteilung um eine Funktion 1. Grades erwiesen ist. Die deutliche Verbesserung der Korrelation rührt von dem unterschiedlichen m, das Patienten und Versuchspersonen aufweisen, her. Wenn man die sicheren Bewegungspunkte wegläßt, beträgt m bei den Versuchspersonen 0,00879, dagegen bei den Patienten 0,00226.

c) Bei den 23 Untersuchungen, die bei Patienten durchgeführt wurden, beträgt t nur 2,76 (für die 2σ-Grenze wird ein t von 2,518 gefordert) (Abb. 28). In diesen 23 Untersuchungen sind die 18 Meßpunkte des Patienten P. S., der an anderer Stelle (v. EIFF u. JESDINSKY 1954) ausführlicher erwähnt ist, nicht enthalten.

d) Weglassen von insgesamt 16 sicheren Hyperventilationspunkten führt nicht zu einer Verbesserung von t, auch nicht, wenn man die

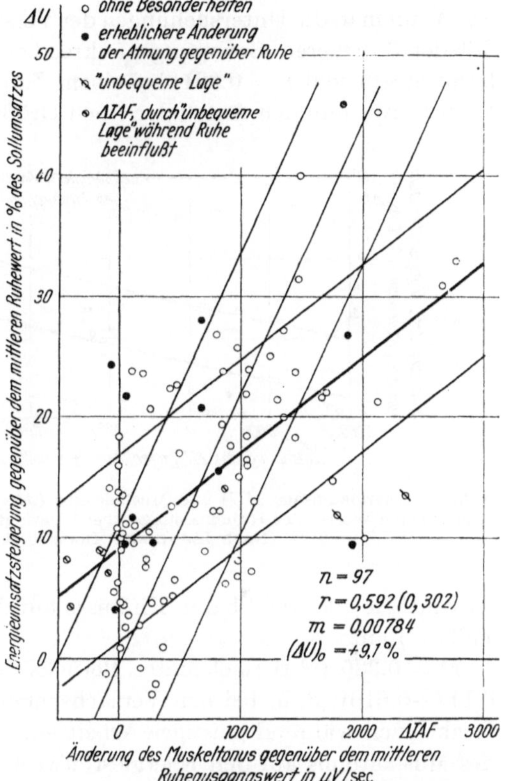

Abb. 27. Energieumsatz (ΔU) und Muskeltonus (ΔIAF)-Relation nach Abzug des durchschnittlichen Wertes der Ruhemessungen bei gesunden Versuchspersonen in 97 Untersuchungen bei geistig-psychischer Tätigkeit. [Nach v. EIFF, JESDINSKY u. JÖRGENS, Pflügers Arch. **263**, 54 (1956)]

Versuchspersonen, bei denen 12 Hyperventilationspunkte wegfielen, allein daraufhin untersucht. Dies heißt, nur Bewegungspunkte wirken sich in der Korrelationsberechnung zwischen Umsatz und Muskeltonus bei emotionalen Reaktionen aus.

Nachdem so in diesen Untersuchungen erstmals statistisch gesichert ist, daß der Muskeltonus bei emotionalen Reaktionen einen Einfluß auf die Umsatzhöhe hat, kann man auch berechnen, wie groß dieser Einfluß ist. Wenn man die Untersuchungen der Versuchspersonen, nur unter Wegfall der 3 sicheren Bewegungspunkte, betrachtet, dann ist der Korrelationskoeffizient $r = 0,621$, bei einem Zufallshöchstwert von 0,304. Der Wert r^2 gibt nun den Anteil der einen Größe (in unserem Falle T) an der

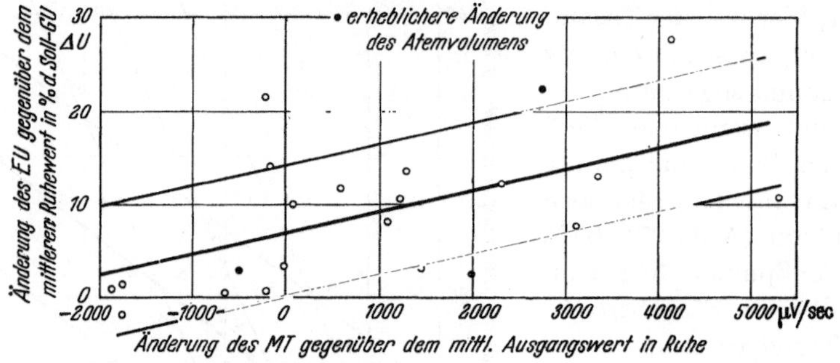

Abb. 28. Energieumsatz (ΔU) und Muskeltonus (ΔIAF)-Relation nach Abzug des durchschnittlichen Wertes der Ruhemessungen bei 7 Patienten mit vegetativer Übererregbarkeit (Nach JESDINSKY, Inaug.-Diss., Bonn 1956)

Gesamtheit aller denkbaren Einflüsse auf die andere Größe (in unserem Falle U) an.

$r^2 = 0,386$ (r^2-Bereich unter Berücksichtigung der 3 σ-Äquivalenzen 0,147—0,610); d. h. bei den Versuchspersonen bestand bei emotionalen Reaktionen während geistiger Arbeit ein statistisch gesicherter Einfluß des Muskeltonus auf den Energiestoffwechsel von durchschnittlich 39% [in den einzelnen Untersuchungsreihen betrug der mit r^2 errechnete Einfluß in 8 Reihen über 90% und in 7 Reihen über 80%; diesen Zahlen kommt aber infolge der kleinen Zahl n (Zahl der Messungen bei einer Versuchsreihe) nur eine begrenzte statistische Bedeutung zu. Lediglich die oben erwähnte Untersuchungsreihe von P. S. mit 18 Meßpunkten, die aber in die obige statistische Auswertung nicht aufgenommen wurde, da sie bereits früher veröffentlicht wurde und einem Einfluß von über 80% ist bedeutungsvoll).

Es stellt sich die Frage, durch welche andere Einflüsse das Umsatzverhalten mitbestimmt wird, und zwar durchschnittlich sogar in dominanter Weise. Man kann annehmen:

1. durch die methodisch bedingten Fehler der Umsatzbestimmungen und der Muskeltonusauswertung, die sich besonders bei geringen Reaktionen dieser Größen auswirken,

2. durch die interindividuellen Schwankungen der Beziehungszahl m,

3. durch biologische Schwankungen des Umsatzes, die sich besonders bei geringen emotionalen Reaktionen ohne nennenswerte Tonussteigerungen auswirken müssen,

4. durch andere stoffwechselbeeinflussende Faktoren, die durch unsere Methodik nicht erfaßt wurden.

Bevor zu einzelnen Fragen, die in diesem Zusammenhang auftauchen, Stellung genommen wird, soll eine Versuchsreihe, die bisher nicht berück-

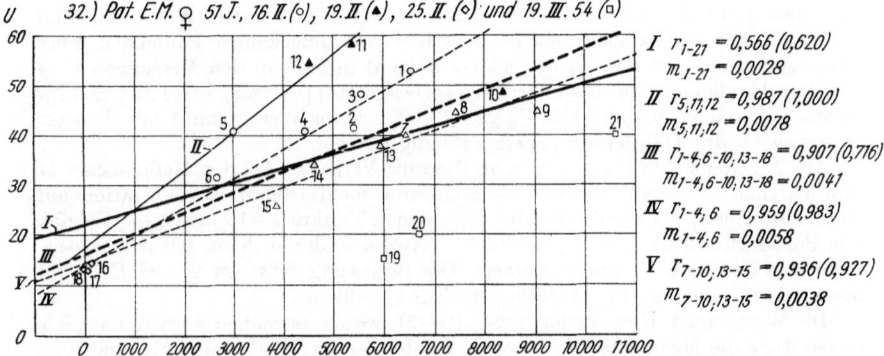

Abb. 29. Energieumsatz (U) und Muskeltonus (IAF) an 4 Versuchstagen bei einer Patientin mit Parkinsonscher Erkrankung. 1. Versuchstag: Meßpunkte 1—6. 2. Versuchstag: Meßpunkte 7—15. 3. Versuchstag: Meßpunkte 16—18. 4. Versuchstag: Meßpunkte 19—21. [Nach v. EIFF, JESDINSKY u. JÖRGENS, Pflügers Arch. 263, 54 (1956)]

sichtigt wurde, weil sie nicht unmittelbar zum Problem der emotionalen Reaktionen gehört, ausführlicher besprochen werden, weil hier einzelne Gesichtspunkte verdeutlicht werden können. Es handelt sich um eine Patientin, deren Muskeltonussteigerung auf dem Boden einer Parkinsonschen Krankheit bestand.

Bei dieser Patientin wurden an 4 Untersuchungstagen innerhalb von 4 Wochen insgesamt 21 Messungen durchgeführt, davon an 3 Untersuchungstagen nur Ruhenüchternmessungen und an einem Untersuchungstag auch Messungen bei geistiger Arbeit. Während dieser 4 Wochen wurde die Patientin zeitweise mit den Muskelrelaxans „Retensin" (Asta) und mit „Luminal" behandelt.

Die statistische Auswertung aller Versuche sprach für einen Zusammenhang von Umsatz und Tonus mit über 99% Wahrscheinlichkeit (nicht ganz 3 σ-Signifikanz). Aufschlußreicher ist aber eine Analyse dieser Meßpunkte (Abb. 29).

Am 3. Untersuchungstag war bei den Ruhenüchternumsätzen kein erhöhter Muskeltonus festzustellen; d. h. laut Definition waren hier die gemessenen Umsätze identisch mit Grundumsätzen im engeren Sinn; diese Umsätze schwankten bei der Patientin zwischen $+13,1\%$ und $+13,8\%$.

Die Berechnung des U_0 unter Verwertung aller 21 Werte ergibt eine Zahl von $21,6\%$, die sich von dem gemessenen U_0 von $13,5\%$ deutlich unterscheidet. Nun gab die Patientin am 1., 2. und 4. Untersuchungstag heftige Schmerzen im rechten Bein an, und es fanden sich hier auch die höchsten Muskeltonuswerte. Infolge dieser hohen Tonuswerte zeigte die Trendlinie $m = 0,0028$ eine ziemlich geringe Steigung.

Betrachten wir zunächst den ersten Untersuchungstag mit den Meßpunkten 1—6: man sieht: der Meßpunkt 5 fällt deutlich aus der Reihe; er war unmittelbar nach einer Luminalinjektion von 0,2 gewonnen worden; diese konnte sich erst in Punkt 6 (15 min nach Injektion) auswirken; die Patientin hatte aber während der 5. Messung die Vorstellung, man hätte ihr zuvor ein schmerzstillendes Mittel injiziert. Der relativ hohe Beintonus rechts war nur in dieser 5. Messung zurückgegangen, ohne daß dies einen Einfluß auf den Stoffwechsel gehabt hätte. Wenn man nun diesen 5. Meßpunkt wegläßt (es liegt ja hier das umgekehrte Phänomen eines „Bewegungspunktes" vor, da der relativ hohe Beintonus in den Messungen 1—4 und 6 vorhanden und für diese Patientin sozusagen typisch war), errechnet sich für diesen 1. Untersuchungstag ein U_0 von $13,5\%$; dieser Wert stimmt mit dem gemessenen U_0 des 3. Untersuchungstages völlig überein.

Am 2. Untersuchungstag sieht man dasselbe Verhalten bei den Meßpunkten 11 und 12; hier verschwand der hohe Beintonus rechts durch Konzentration auf Rechenaufgaben; die an diesem Tag gemessenen Punkte 7—15 lassen bei Wegfall von Punkt 11 und 12 einen U_0 von $14,3\%$ errechnen, der auch gut mit dem experimentell gefundenen U_0 übereinstimmt. Die Beziehung zwischen T und U ist für diese 7 Werte mit $99,73\%$ Warscheinlichkeit signifikant.

Die Werte am 4. Untersuchungstag, 19—21, waren gewonnen worden, nachdem einige Tage die Medikamente abgesetzt worden waren; die Tonuswerte sind jetzt wieder erheblich gestiegen und zeigen das Phänomen der „Bewegungspunkte"; dem entsprach auch das unruhige Verhalten der Patientin, die nicht bequem liegen konnte.

Es liegt also nahe, bei der statistischen Auswertung aller Punkte die Wertpaare 5, 11, 12 und 19—21 wegzulassen. Für die übrig gebliebenen 15 Wertpaare errechnet sich ein U_0 von $15,9\%$, der wesentlich besser zum gemessenen U_0 $(= 13,5\%)$ paßt als der bei Berücksichtigung aller Punkte errechnete U_0 $(= 21,6\%)$. Zudem beträgt jetzt für diese 15 Wertpaare die Wahrscheinlichkeit für eine Beziehung zwischen Umsatz und Tonusverhalten weit über $99,9\%$.

Die Analyse dieser Untersuchungen zeigt, daß ein mit den wahren Verhältnissen besser übereinstimmender U_0 errechnet wird, wenn man einzelne Punkte, die eindeutig aus der Reihe der übrigen herausfallen, bei der Korrelationsrechnung und der Berechnung des U_0 unberücksichtigt läßt.

Dies haben wir aber, wie bereits gesagt, bei der statistischen Auswertung des gesamten Materials nicht getan, um die Problemstellung mit strengen Maßstäben der Statistik zu bearbeiten. Das Weglassen von vereinzelten, aus der Reihe stark herausfallenden Punkten wenden wir aber in den der klinischen Diagnostik dienenden Untersuchungen an (diese Methode wurde z. B. auch in den Untersuchungen angewandt, über die im Abschnitt: „Diagnostische Treffsicherheit des Grundumsatzes im engeren Sinn" berichtet wird).

e) Die Streubreite des Grundumsatzes im engeren Sinn

Zuerst gibt die statistische Berechnung Aufschluß, welche Umsatzsteigerungen unter psychischen Einflüssen möglich sind, ohne daß wir bei
unserer Methode einen erhöhten Tonus verantwortlich machen konnten;
dies bedeutet, daß man die Grenzwerte des Grundumsatzes im engeren
Sinn berechnen kann. Abb. 30, die die verschiedenen Relationen Muskel-
tonus-Energieumsatz bei normalen Versuchspersonen und vegetativ

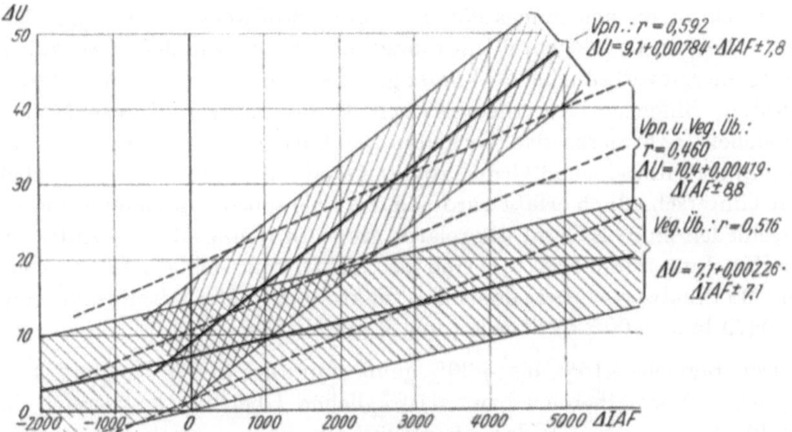

Abb. 30. Energieumsatz ($\varDelta$U) und Muskeltonus ($\varDelta IAF$)-Relation bei normalen Versuchspersonen und bei Patienten mit vegetativer Übererregbarkeit. Aus den Gleichungen kann
man den jeweiligen Streubereich des Grundumsatzes im engeren Sinn erkennen. [Nach
v. Eiff, Jesdinsky u. Jörgens, Pflügers Arch. **263**, 54 (1956)]

Übererregbaren wiedergibt, zeigt für die Zunahme des Umsatzes während
emotionaler Reaktion die Formel:

$$\varDelta U = 9{,}1 + 0{,}00784 \cdot \varDelta IAF \pm 7{,}8 \, ;$$

Wenn man nun die 3 sicheren Bewegungspunkte wegläßt, lautet die
Formel:
$$\varDelta U = 8{,}6 + 0{,}00879 \cdot \varDelta IAF \pm 7{,}6$$

(in der Abb. nicht eingezeichnet),

andererseits lautet die Formel für die Patienten:

$$\varDelta U = 7{,}1 + 0{,}00226 \cdot \varDelta IAF \pm 7{,}1 \, .$$

Wenn man nun einen aufgerundeten Mittelwert zwischen der Gleichung
der Versuchspersonen (mit Ausschluß der 3 sicheren Bewegungspunkte)
und derjenigen der Patienten nimmt, dann berechnet man, unter Berück-

sichtigung der Gaußschen Normalverteilung, einen $3\,\sigma$-Grenzwert des Grundumsatzes im engeren Sinn von -14% bis $+30\%$. Da differential-diagnostisch aber zumeist nur die Umsatzerhöhungen von Bedeutung sind, kann man sagen: der Grundumsatz im engeren Sinn bei Stoffwechselgesunden liegt von 750 Untersuchungen nur einmal ($= 0{,}135\%$) über 30%.

Nun ist aber keinesfalls bewiesen, daß die Verschiedenheit der Beziehungswerte zwischen Energieumsatz und Muskeltonus bei dem Material, das den obigen Gleichungen zugrundeliegt, ausschließlich der Ausdruck nicht neuromuskulär bedingter Stoffwechselsteigerung sein muß. Dies ist im Gegenteil unwahrscheinlich, da wir derartige anderweitig energieverbrauchende Vorgänge experimentell bisher nicht fassen konnten, hingegen aus theoretischen Erwägungen und aus Modellversuchen (vgl. hierzu das Verhalten der Patientin mit Parkinsonscher Krankheit!) hinreichend Grund zu der Annahme haben, daß der Muskeltonus unterschiedlich erfaßt wird und die Ableitebedingungen individuell verschieden sind. Sowohl die relativ große Streuung als das Auftreten der Konstanten (8,6 bzw. 7,1) sind also umstritten; sicher handelt es sich um Maximalwerte, bei dem der Faktor der Muskeltonusänderung (0,00879 bzw. 0,00226) dagegen um Minimalwerte.

Den Bereich $+15\%$ bis $+30\%$ muß man aber in der Diagnostik als fraglichen Normalbereich bzw. als fraglichen Überfunktionsbereich der Schilddrüse ansehen. Anders ausgedrückt kann man auch sagen: wenn mehr als einmal bei einem Patienten ein Grundumsatz im engeren Sinn von über 30% errechnet wird, dann muß eine von zentralnervösen Einflüssen unabhängige Stoffwechselsteigerung vorliegen. Die Durchsicht von über 1000 Umsatzmessungen und die vergleichenden Untersuchungen mit Radiojodtests lassen nicht erwarten, daß der Normalbereich bei der statistischen Auswertung eines großen Untersuchungsmaterials noch weiter nach oben ausgedehnt werden müßte. Da andererseits nach den Gesetzmäßigkeiten der Gaußschen Normalverteilung auf Grund der obigen Gleichungen 68% aller Untersuchungen im Bereich $\pm\,0$ bis $+15\%$ liegen, ist in Fällen, die im fraglichen Normalbereich von $+\,15\%$ bis $+30\%$ liegen (hier liegen nur noch 16% aller Werte), durch eine größere Zahl von Messungen doch noch in vielen Untersuchungsreihen diagnostische Klarheit zu erwarten, was die vergleichenden Untersuchungen mit Radiojodtests über die diagnostische Treffsicherheit des Grundumsatzes im engeren Sinn ja auch gezeigt haben.

Die Frage nach der Ursache der großen Streubreite des Grundumsatzes im engeren Sinn ist in anderer Form schon oben gestellt worden, als wir Überlegungen über die Faktoren, die den Energiestoffwechsel außerhalb des Muskeltonus beeinflussen, anstellten.

α) Methodische Fehler

Bei der Umsatzbestimmung. Für unsere Methodik der Umsatzbestimmung kann man einen Meßfehler von 1,8% annehmen. Diese Zahl enthält einmal die apparativen Abweichungen der O_2- und CO_2-Messung (1,5%) und dann die Ablesefehler bei der Bestimmung des Atemvolumens (ungefähr 1%). Da die beiden Meßvorgänge, Analyse der Ausatmungsgase und Ablesung des Einatemvolumens, völlig unabhängig voneinander sind, gilt auch für diese beiden Meßfehler eine Unabhängigkeit voneinander. Der Meßfehler beträgt in diesem Falle:

$$\tau = \sqrt{\tau_1{}^2 + \tau_2{}^2} \quad \text{(GEBELEIN)}.$$

Nun muß aber noch berücksichtigt werden, daß die Umsatzwerte (U) alle auf den Sollumsatz, τ_U aber auf den vorliegenden Umsatz bezogen ist. Wenn man die absolute Schwankung des höchsten U-Wertes für alle Werte als maßgebend ansieht, dann ist der methodische Fehler

$$\tau \ (\text{in } U\%) = \frac{100 + U_{\max} \ (\%) \cdot \tau\%}{100} \, .$$

Beispiel: $U_{\max.} = 20\%$, dann ist τ in $U\% = 2,2\%$.

Unter Berücksichtigung der Streuungsbreite kann durch methodische Fehler der Umsatzbestimmung in diesem Beispiel ein Wert bis zu 26,6% gefunden werden.

Bei der Muskeltonusbestimmung. α) Die numerische Auswertung bedingt einen mittleren Fehler von ungefähr $\sigma = \pm 3\%$ des Ergebniswertes; Beispiel: Bei einem IAF von 2000 beträgt der *maximale* Fehler (3 σ — Streuung) 1820 bzw. 2180.

Dieser Fehler wird durch den Elektromyointegrator (siehe das entsprechende Kapitel) auf *maximal* $\pm 6\%$ reduziert.

β) Der Fehler, der dadurch entsteht, daß während einer Untersuchung immer nur die gegen den jeweils vorangehenden Zustand sichtbare Muskeltonusveränderung registriert wird und das für das geübte Auge völlig gleiche Verhalten des Muskeltonus am Kathodenstrahloszillographen mit „idem" protokolliert wird, läßt sich zahlenmäßig schwer angeben. Wenn man diesen Fehler sehr hoch ansetzt (höher liegt er also auf keinen Fall), dann beträgt er unter Einschluß des numerischen Auswertungsfehlers $\pm 10\%$ des Ergebniswertes. Diesen Wert legen wir den folgenden Überlegungen zugrunde.

Der Fehler β wird bei Anwendung des Elektromyointegrators völlig entfallen.

γ) Man könnte annehmen, die Beschränkung der Zahl der Ableitungen auf 5 bzw. 6 führe zu einer großen Ungenauigkeit bei der Erfassung des Körpermittelwertes. Wir haben nun gesehen, daß die Hinzunahme noch anderer Ableitungen zu unserer Routinemethodik (unser Umschaltkästchen erlaubte die Verwendung von 10 Ableitungen) im allgemeinen keine Besserung der Korrelationsergebnisse mit dem Umsatz zur Folge hatte — nur manchmal wurde das Resultat durch Hinzunahme der Armbeuger oder des linken Armes besser —, so daß man annehmen kann, mit den verwendeten Ableitungen die wichtigsten „emotional ansprechenden" Muskelgruppen erfaßt zu haben. Es ist aber durchaus möglich, daß in manchen Fällen von schlechter Korrelation — und zwar in den Fällen mit Umsatzsteigerung ohne meßbare entsprechende Tonussteigerung — Muskelgruppen tonisch aktiv waren, die wir nicht abgegriffen hatten.

β) Die Spontanschwankungen des Umsatzes

Die methodisch bedingten Fehler der Energieumsatzmessung können nicht allein Ursache für die Schwankungen des Umsatzes sein, die BOOTHBY u. BERKSON (1938) an einem großen statistischen Material mit

$\pm$ 4% bei Messungen hintereinander am selben Tag (intraindividuelle Schwankung) und mit $\pm$ 7% bei Messungen an verschiedenen Personen und verschiedenen Tagen (interindividuelle Schwankung) (Abb. 32 u. 33) berechneten; wir haben diese Schwankungen auch beobachtet, und wie auch im Kapitel „Der Minimalumsatz‟ bei Untersuchungen über den jahreszeitlichen Einfluß gezeigt wird, nicht auf wechselnde Muskeltonusschwankungen zurückführen können, wie GÖPFERT (1952) arbeitshypothetisch meinte.

Die Ursachen dieser Spontanschwankungen des Umsatzes, zu denen natürlich auch die methodisch bedingten Fehler der Messung gehören, sind noch nicht bekannt. Diese Schwankungen bedeuten für unser Problem, daß nur dann mit Sicherheit eine psychische Beeinflussung des Grundumsatzes im engeren Sinn angenommen werden kann, wenn bei Stoffwechselgesunden bei Erzeugung emotionaler Reaktionen Erhöhungen des Grundumsatzes im engeren Sinn über 12% (intraindividuelle Schwankung) und bei Patienten mit chronisch-emotionalen Reaktionen Erhöhungen des Grundumsatzes im engeren Sinn

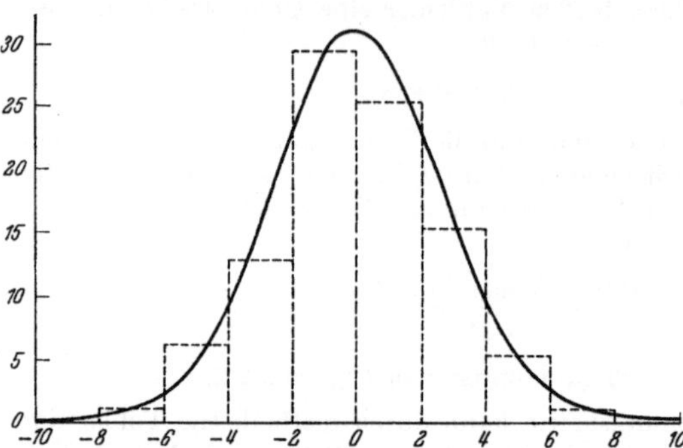

Abb. 31. Interindividuelle Schwankung des gemessenen Grundumsatzes bei männlichen stoffwechselgesunden Personen. Ordinate: Häufigkeit. Abszisse: Abweichung vom Sollwert. [Nach BERKSON u. BOOTHBY, Amer. J. Physiol. **121**, 669 (1938)]

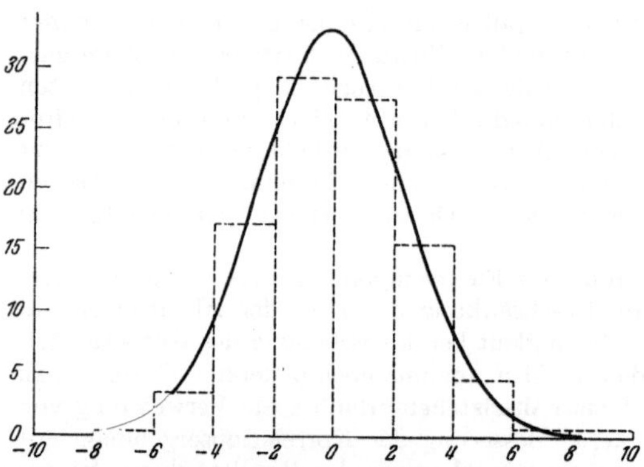

Abb. 32. Interindividuelle Schwankung des gemessenen Grundumsatzes bei weiblichen stoffwechselgesunden Personen. [Nach BERKSON u. BOOTHBY, Amer. J. Physiol. **121**, 669 (1938)]

über 21% (interindividuelle Schwankung) gefunden werden.

Bei den Grundumsätzen im engeren Sinn ist noch der Einfluß der Fehlerbreite des Tonus auf das Resultat zu berechnen. Die Fehlerbreite des Tonus (τ_T) wirkt sich auf den Grundumsatz im engeren Sinn (U_0) aus:

$$\tau_{(T \to U_0)} = m \cdot \tau_T.$$

Die Gesamtstreubreite des Grundumsatzes im engeren Sinn, die die beiden Faktoren a) spontane intraindividuelle Schwankungsbreite (σ_{sp}) und b) die Streubreite der Tonusbestimmung berücksichtigt, ist demnach

$$\sigma_{\max} = \sqrt{\sigma_{sp}{}^2 + m^2 \cdot \tau_T{}^2}\,.$$

Wenn man nun eine Fehlerbreite von z. B. $\pm 10\%$ für die Tonusauswertung zugrundelegt, ergibt sich bei $m = 0{,}015$ und einem $IAF_{\max} = 2000\ \mu\mathrm{V}/\mathrm{sec}$

$$\text{ein } \sigma_{\max} = 5{,}1 \ (\text{in } \% \text{ des Soll-GU}).$$

γ) Andere stoffwechselbeeinflussende Faktoren

Die statistische Berechnung ergibt, daß Spontanschwankungen und methodische Fehler allein nicht die oben berechnete Streubreite des Grundumsatzes im engeren Sinn erklären können. Es müssen also noch zusätzliche diesen Wert beeinflussende Faktoren angenommen werden; es wurden oben die interindividuellen Schwankungen der Beziehungszahl m und andere stoffwechselbeeinflussende Faktoren genannt, die bei unserer Methode nicht erfaßt wurden. Es scheint so, als könnte man rein rechnerisch sagen, ob noch, außerhalb des Muskeltonus, andere emotional bedingte Stoffwechselsteigerungen gefordert werden müssen, wenn man den prozentualen Fehler von m berechnet. Man kann aber leider nicht den prozentualen Fehler, der durch die m-Schwankung hervorgerufen wird, angeben, wenn, wie im vorliegenden Material, nicht alle Untersuchungsreihen eine signifikante Korrelation aufweisen. Wiederholte Untersuchungen bei denselben Versuchspersonen weisen darauf hin, daß für jeden Menschen ein bestimmter, unter normalen Verhältnissen nur in engen Grenzen schwankender Faktor gilt, dessen Konstanz durch eine für die jeweilige Person geltende charakteristische Verteilung der erregten Muskelgebiete bei emotionalen Reaktionen, ferner durch ein bestimmtes elektrisches Verhalten von Haut und Gewebe festgelegt ist.

Diese interindividuelle Verschiedenheit von m ist zweifellos ein wichtiger, wenn nicht der wichtigste Faktor des 61%igen Einflusses, der oben als nicht muskeltonusbedingt statistisch errechnet wurde (denn selbst, wenn in allen Untersuchungsreihen mit sehr hoher Signifikanz ein Zusammenhang zwischen Umsatz- und Muskeltonusverhalten hätte errechnet werden können, wäre die Korrelation bei dieser Gesamtstatistik infolge der Variationen von m immer relativ schlecht gewesen). Dieses m ist aber nun gar kein Mechanismus, der sicher außerhalb des Muskeltonus den Umsatz beeinflußt. Wenn man daher die Spontanschwankung des Umsatzes, in die die Fehlerbreite der Methode eingeht, die unvollkommene Erfassung der Muskelaktivität und die interindividuelle Verschiedenheit von m berücksichtigt, dann ist es zwar nicht ausgeschlossen, daß die Faktoren, die im Abschnitt über „Möglichkeiten der Energieumsatzsteigerung bei psychischer Tätigkeit" aufgezählt wurden, auch eine Rolle spielen (insbesondere könnte m auch von Faktoren mitbestimmt sein, die immer mit Veränderungen des Muskeltonus gekoppelt sind); es kann sich aber dabei nur um einen Einfluß handeln, der kein großes Ausmaß hat und mit insgesamt 30%, d. i. die Hälfte der ungeklärten Einflüsse, wohl nicht zu gering angesetzt ist, so daß der Annahme der Arbeitshypothese, es lägen bei psychischer Tätigkeit hinsichtlich der Größe des Umsatzes der Muskulatur ähnliche Verhältnisse vor wie bei körperlicher Arbeit, die experimentellen Ergebnisse nicht widersprechen.

f) Zur Ableitung der Muskelaktionsströme mit Hautelektroden

Im Zusammenhang mit der Frage, welche Fehler bei unserer Muskeltonusbestimmung auftreten können, taucht naturgemäß die prinzipielle Frage auf, was die gemessenen Aktionsströme denn repräsentieren.

Zuerst wäre zu überlegen, ob Aktionsströme der Muskelspindeln eine entscheidende Rolle bei den Beobachtungen spielen können, also die Aktionsströme eines sensiblen Organs. 2 wichtige Gründe sprechen gegen eine solche Annahme:

1. könnten bei Hautableitungen, wie sie angewendet wurden, nur sehr kleine Amplituden von den Muskelspindeln sichtbar sein,

2. sind diese sensiblen Organe dauernd mit einer hohen Frequenz tätig (KATZ, 1950).

Man müßte also zahlreiche kleine Aktionsstromamplituden erwarten; wir haben so etwas nie gesehen und nehmen an, daß unsere Apparatur zu wenig empfindlich für die Erfassung der Aktionsströme der Muskelspindeln ist.

Da man fast mit Sicherheit annehmen kann, daß mit dieser Methode nur Muskelaktionsströme erfaßt werden, stellt sich die Frage, ob die Amplitudenhöhen Rückschlüsse auf die Größe der tonisch innervierten Muskeln erlauben, d. h.: repräsentieren die Amplituden den entscheidenden Faktor des energetischen Problems des Muskeltonus ?

Man kann aus folgenden Gründen annehmen, daß dies nur sehr bedingt der Fall ist. Die Höhe eines Aktionstrompotentials hängt entscheidend von der Entfernung zwischen tätiger Muskeleinheit und Hautelektrode ab; es ist die Höhe des Potentials dem Quadrat der Entfernung umgekehrt proportional, solange man von einem homogenen elektrischen Feld sprechen kann, was allerdings erst bei einer Entfernung von 2 cm an aufwärts gerechtfertigt erscheint (H. SCHAEFER: mündliche Mitteilung). Die Höhe der abgeleiteten Aktionsströme wird weiterhin von der Richtung des Erregungsablaufes, also der Faserrichtung zur Verbindungslinie der beiden Elektroden, bestimmt. Natürlich spielt *auch*, aber nicht in entscheidendem Maße, die Größe der Muskeleinheit eine Rolle, da infolge der niederohmigen Schaltung (außer der Haut kein Vorwiderstand) die Leistung gemessen wird. Es können auch stärkere Widerstände vorhanden sein, z. B. wenn stärkere Muskelfascien zwischen tätiger Muskulatur und Elektroden liegen (DENNY-BROWN 1949); dieses Faktum dürfte wohl auch bei dem Befund der relativ niedrigen Amplituden bei den Oberschenkelableitungen eine Rolle spielen.

Kompliziert und dadurch auch nicht errechenbar werden diese Vorgänge durch noch mögliche Interferenzen von Muskelaktionsströmen, die

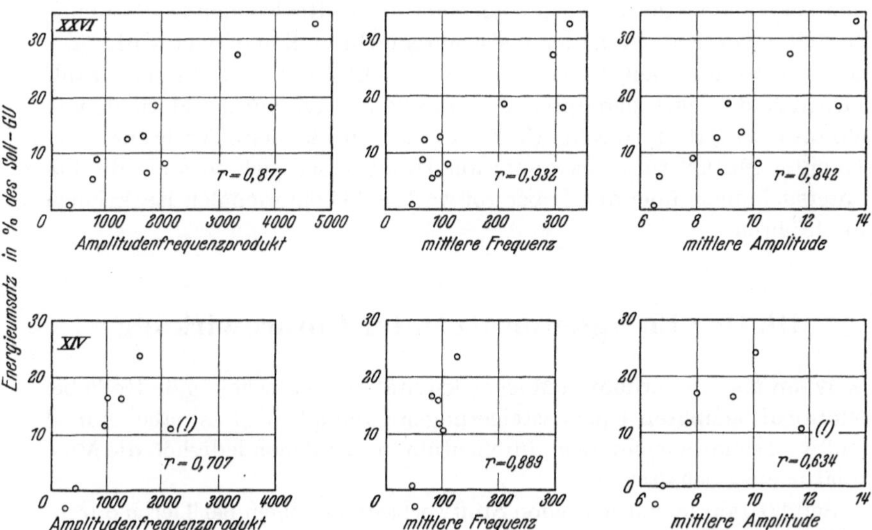

Abb. 33. Beziehung von Energieumsätzen in Prozent des Soll-GU bei 2 Versuchsreihen gesunder Versuchspersonen zum Amplitudenfrequenzprodukt, zur mittleren Aktionsstromfrequenz und zur mittleren Amplitudenhöhe der Muskelaktionsströme, als jeweiligem Repräsentant der Muskeltonusstärke

bei dem gleichzeitigen Erregtsein von einigen hundert Muskeleinheiten auftreten können; die Synchronisation dieser Einheiten ist nur unter pathologischen Verhältnissen, z. B. bei der Poliomyelitis, bekannt.

Diese Überlegungen müssen also zu dem Schluß führen, daß die Amplitudenhöhen nicht allein von der Größe der tonisch aktiven Muskeln bestimmt sind und daher nicht uneingeschränkt als Repräsentant der energetischen Stoffwechselprozesse in der Muskulatur gelten können. Auf Grund dieser Gedankengänge, die mein Mitarbeiter JESDINSKY an anderer Stelle ausführlich darlegte, haben wir aus den oben referierten Versuchsreihen 15 mit möglichst verschiedenen quantitativen Beziehungen zwischen Tonus und Umsatz willkürlich herausgegriffen und statistisch berechnet, ob IAF oder Frequenz eine bessere Korrelation zum Umsatzverhalten ergeben.

Diese 15 Stichproben zeigen, daß die mittlere Frequenz als Repräsentant der Muskelerregung den IAF-Werten ebenbürtig ist. Von den 15 Stichproben war 11mal die Korrelation Frequenz/Umsatz und 4mal die Korrelation IAF/Umsatz besser. (2 Beispiele sind in Abb. 33 dargestellt.)

Es ist also wahrscheinlich, daß bei der von uns gewählten Versuchsanordnung die Zahl der Aktionsströme in der Zeiteinheit ausreichend den Erregungszustand der Muskulatur repräsentiert.

Manche noch offene Frage läßt sich wahrscheinlich beantworten, wenn man bei Hunden die Auswirkungen emotionaler Reaktionen (z. B. infolge Vorhalten von Katzen) in der Weise untersucht, daß man nach vorheriger Lokalanaesthesie den Reflextonus der wichtigsten Muskeln mit zahlreichen Nadelelektroden untersucht und dabei auch mit der Methode von WOHLFAHRT (1954) direkt Einblicke in den Sauerstoffverbrauch bestimmter Muskelstücke gewinnt; am Hund lassen sich so auch direkte Untersuchungen über den Leberstoffwechsel bei emotionalen Reaktionen durchführen.

III. Der Energieumsatz unter Curarewirkung

Wenn man der erhöhten Muskelaktivität eine entscheidende Rolle bei emotional bedingten Umsatzsteigerungen zubilligt, liegt es nahe, einmal Stoffwechseluntersuchungen durchzuführen, bei denen lediglich die Muskulatur ausgeschaltet ist.

Seit 80 Jahren wurden schon Stoffwechselmessungen bei Tieren durchgeführt, bei denen die Muskulatur durch Curare blockiert war (RÖHRIG u. ZUNTZ 1871; PFLÜGER 1878; TANGL u. VERZAR 1918; FREY, GÖPFERT u. RAULE 1952). Die Ergebnisse dieser Tierversuche waren sehr widersprechend.

Was geschieht, wenn man Curare injiziert? Man stellt sich die Wirkung von Curare, eines Auszugs von verschiedenen Strychnosarten, heute so vor, daß die Überleitung vom Nerven auf den Muskel für rhythmische Reize (SCHNEIDER u. STÖTTER 1950) erschwert wird; dies geschieht, indem Curare die Endplatte so abdichtet, daß sie von Acethylcholin und dem Endplattenstrom (GÖPFERT u. SCHAEFER 1937) nur schwer erregt werden kann (PATON 1949); d. h. für den Endplattenstrom, daß er nicht mehr die notwendige elektrische Schwelle erreicht (ECCLES, KATZ u. KUFFLER 1941; SCHAEFER u. HAASS 1939). Die Wirkung auf die motorische Endplatte — hier befindet sich keine Myelinscheide mehr, die Curare nicht durchsetzen kann — ist aber nicht der einzige Effekt, den man bei Curareinjektionenen feststellen kann. Es wurden auch unmittelbare

Wirkungen auf die peripheren Gefäßgebiete, möglicherweise über die Freisetzung von Histamin (ROCHA, SILVA u. SCHILD 1949) und an zentralen Synapsen festgestellt; die zentrale Wirkung ist aber bei den Dosen, die beim Menschen verwertet werden, gering, selbst bei relativ hohen Dosen, bei denen keine Trübung des Sensoriums beobachtet wurde (v. EIFF und Mitarbeiter 1951; SMITH und Mitarbeiter 1947). Auch FREY und Mitarbeiter (1952) fanden in Versuchen an Hunden, bei denen die alveolare Gasspannung gemessen wurde, daß Curare die Erregbarkeit des Atemzentrums, gemessen an den Aktionsströmen des Phrenicus, erst in sehr hohen Dosen in klinisch interessierendem Ausmaß verändert. Schließlich wird auch eine Hemmung der Tätigkeit innersekretorischer Organe durch Curare angenommen.

Untersuchungen am Menschen zu diesem Problem (v. EIFF und Mitarbeiter 1951) beschränkten sich auf Energiestoffwechseluntersuchungen an einer stoffwechselgesunden Versuchsperson. Es handelte sich bei der Versuchsperson um einen Kollegen, der sich nach genauer Kenntnis der ganzen einschlägigen Literatur freiwillig zu einem solchen Versuch gemeldet hatte. Die Versuchsvorbereitungen wurden unter Anleitung eines sehr erfahrenen amerikanischen Curare-Spezialisten durchgeführt.

Die im Kapitel „Muskeltonus" erwähnten Untersuchungen an einer Patientin mit Parkinsonscher Erkrankung haben in diesem Zusammenhang nur sehr bedingten Wert, weil die Patientin neben dem Muskelrelaxans „Retensin" auch noch Luminal erhielt. Elektromyographische Messungen wurden bei den Untersuchungen an der Versuchsperson nicht durchgeführt. Im 1. Versuch wurden der Versuchsperson (66 kg Gewicht) innerhalb 33 min 33 mg Tubocurarin injiziert. 5 min nach der letzten Dosis konnte die Versuchsperson Finger und Zehen willkürlich noch gut bewegen, während eine willkürliche Beugung der Kopf-, Hals- und Rumpfmuskulatur, sowie der Oberarme und Schenkel nicht mehr möglich war. Im 2. Versuch wurde innerhalb 40 min 40,5 mg Tubocurarin injiziert; nach 36 mg Tubocurarin konnte der Stoffwechsel noch gemessen werden, dagegen war es notwendig, 2 min nach der letzten Injektion zu intubieren, wegen Respirationsbehinderung und ungenügender Leistung des Biomotors, da der Thoraxumfang durch die vollständige Lähmung der Brustmuskulatur kleiner geworden war. In beiden Untersuchungsreihen zeigte nun die Kurve des Sauerstoffverbrauchs zu Beginn der Curarisierung einen Anstieg, erreichte in der 1. Versuchsreihe bei 24 mg und in der 2. Versuchsreihe bei 9 mg Tubocurarin ihr Maximum und fiel dann wieder ab, um bei einer Dosis von 36 mg fast wieder den Ausgangswert zu erreichen.

Diese 2 Versuchsreihen verdeutlichen, daß es sinnlos wäre, den Versuch zu machen, durch hohe Dosen Curare bei einem Patienten einen emotional bedingten erhöhten Muskeltonus anzugehen; denn selbst bei einer Versuchsperson mit Unerschrockenheit wie diejenige des Versuchs, die diese Eigenschaft als Kampfflieger im letzten Kriege einige Male unter Beweis gestellt hatte, traten durch die fortschreitende Lähmung der Muskulatur, die ohne Narkose natürlich in vollem Ausmaße erlebt wurde, solche Zustände von Unbehaglichkeit auf, daß man die gemessene Stoffwechselsteigerung hierauf zurückführen kann, ohne angeben zu können, ob ein erhöhter reflektorischer Muskeltonus oder andere Faktoren hierfür ursächlich verantwortlich zu machen sind; für die Beteiligung des Muskeltonus spricht die Tatsache, daß im weiteren Verlauf der beiden Versuche trotz wachsenden Unbehaglichkeitsgefühls der O_2-Verbrauch abnahm. Untersuchungen an Patienten verboten sich aber auch schon, da wir gesehen hatten, daß solche Untersuchungen an Menschen nicht ungefährlich sind (die großen Vorsichtsmaßnahmen, die bei den damaligen Versuchen getroffen waren, z. B. Benachrichtigung des Elektrizitätswerkes, das für Strom in der Straße des Physiologischen Instituts Heidelberg, wegen Biomotorenantriebs, gesorgt hätte, auch wenn die allgemeinen Stromabgaben plötzlich gestört gewesen wären), lassen sich auch nicht routinemäßig durchführen).

Trotzdem ist Curare nicht bedeutungslos für das Problem, und zwar bei Anwendung kleiner Dosen. Den beruhigenden Einfluß kleiner Dosen von Muskelrelaxantien hatte der Wiener Neurologe und Psychotherapeut V. FRANKEL bei Patienten, die wegen Neurose in seiner Behandlung standen, beobachtet (persönliche Mitteilung), und MARTINETTO und BRUNI (1953) benutzten Curare in kleinen Dosen zur differentialdiagnostischen Abgrenzung von Grundumsatzsteigerungen. Diese Autoren vermuteten bei den verwandten kleinen Dosen (bei einem Gewicht zwischen 45 und 60 kg 3—4 mg, bei einem Gewicht zwischen 60 und 75 kg 4—5 mg und bei einem Gewicht über 75 kg 6 mg Curare i. v.), die noch nicht lähmend wirken, einen „neurovegetativen Effekt" mit wesentlicher Entspannung der quergestreiften Muskulatur und psychischer Beruhigung. Bei einer 1. Gruppe von 30 stoffwechselgesunden Versuchspersonen hatte Cuare keinen nennenswerten Einfluß auf den Grundumsatz, wenn man von einer nur geringen Steigerung absieht, die als Folge der psychisch anregenden Wirkung des Injektionsvorganges 3 min nach der Applikation bei einigen Untersuchten beobachtet wurde, und wenn man eine ebenso geringe Herabsetzung des O_2-Verbrauches 20 min nach der Injektion vernachlässigt. Auch bei einer 2. Gruppe von 10 Hyperthyreosen verhielt sich der Umsatz wie in der 1. Gruppe. Die 3. Gruppe dagegen, die aus 10 Fällen von „neurovegetativer Dystonie" mit Grundumsatzsteigerungen zwischen $+15\%$ und $+43\%$ bestand, zeigte in allen Fällen, spätestens 20 min nach der Curareinjektion, ein deutliches Absinken des Energieumsatzes, und zwar z. T. sogar auf Werte unter -6%.

Die 4. Gruppe, die erniedrigte Grundumsätze als Ausgangswerte aufwies, zeigte kein weiteres Absinken des Umsatzes nach Curare.

Man findet also hier durch die italienischen Autoren fast die gleiche Gruppeneinteilung nach der Curarewirkung, die sich auch nach dem Verhalten des Grundumsatzes im engeren Sinn und nach dem Verhalten des Umsatzes in Narkose (siehe die entsprechenden Kapitel) ergibt. Die Anwendung kleinster Dosen Curare scheint demnach ein brauchbares diagnostisches Hilfsmittel in der Abgrenzung zentralnervöser Umsatzsteigerungen zu sein. Überdies lohnt sich der Versuch, die therapeutische Anwendung von Muskelrelaxantien bei neurovegetativ Übererregbaren klinisch kritisch zu prüfen.

IV. Der Energiestoffwechsel in Narkose

Spezielles Interesse an der Narkose war Anlaß für Physiologen gewesen, schon vor Jahrzehnten den Stoffwechsel von Tieren in diesem Zustand zu untersuchen.

Umgekehrt war die Gewinnung eines von psychischen Einflüssen unabhängigen Grundumsatzes beim Menschen die Triebfeder, Narkotica vor der Messung zu verabfolgen bzw. den Umsatz in Vollnarkose zu messen. Während sich die von BORNSTEIN (1930) empfohlene Einnahme eines leichten Narkoticums vor der Umsatzmessung bis heute bewährt hat, indem hierdurch geringe zentralnervöse Einflüsse ausgeschaltet werden können, führten die Untersuchungen in Narkose nicht zu einheitlichen Ergebnissen. BORNSTEIN und HOLM, die 1926 Narkotica in die Diagnostik der Umsatzbestimmungen eingeführt hatten, kamen zu dem Schluß, daß die Umsatzsenkung unter Chloralhydrat um so stärker sei, je höher der Ausgangswert des Umsatzes war; lag dieser z. B. im Bereich der Norm, so fiele er in Narkose um 11% ab, lag dieser über 50% des Sollumsatzes, so sinke er durchschnittlich um 42% ab. Vielleicht waren diese Ergebnisse, in denen ja die Narkose zu keiner differentialdiagnostischen Klärung von Zuständen mit erhöhtem Umsatz führte, mit Schuld daran, daß lange Zeit diese Untersuchungsmethode nicht angewandt wurde. BARTELS (1950) hat den Verdienst, den diagnostischen Wert dieser speziellen Untersuchungsform des Ruhenüchternumsatzes erkannt zu haben; er empfahl die Einnahme von Na-Pentobarbital am Abend vorher und eine Stunde vor der Messung oder Narkose mit Pentothal. Diese Anregung nahmen dann RAPPORT und Mitarbeiter (1951) auf, um in einer größeren Versuchsreihe den diagnostischen Wert dieser Untersuchungsmethode zu prüfen. Diese Autoren hatten in einer früheren Arbeit die große Bedeutung der Bestimmung des eiweißgebundenen Jods im Serum in der

Diagnostik der Schilddrüsenerkrankungen herausgestellt; sie hatten aber auchgesehen, daß der Radiojod-Test von fraglichem Wert ist, wenn der Patient Jod in irgendeiner Form vorher zu sich genommen hat, und waren daher auf der Suche nach einem andersartigen, gleichwertigen Test.

Ein Motiv für Untersuchungen des Umsatzes in Narkose war aber auch für diese Autoren die schlechte Korrelation von eiweißgebundenem Jod im Serum mit gewöhnlichen Grundumsatzresultaten, die manche Forscher auf die klinische Bedeutungslosigkeit der Hormonjodbestimmung zurückgeführt hatten. Die Ergebnisse von BARTELS waren nun für RAPPORT und Mitarbeiter verheißungsvoll; dieser Autor hatte bei stoffwechselgesunden Personen eine durchschnittliche Umsatzsteigerung von 13%, bei Hyperthyreosen dagegen nur eine geringe Umsatzsenkung gefunden; andererseits war bei einer Gruppe von Patienten mit verschiedenen nervösen Zuständen, die einen stärker erhöhten Umsatz aufwiesen, der Stoffwechsel in Narkose zu Normalwerten abgesunken. RAPPORT und Mitarbeiter führten die Narkose mit intravenösen Injektionen von Nembutal durch, weil ihnen BARTELS Methode einen geübten Anaesthesisten zu erfordern schien und sie auch die bei dessen Methode notwendige Anaesthesie des Halses wegen einer evtl. notwendigen Intubation vermeiden wollten.

Bei 152 Patienten wurden 200 Umsätze im Schlaf bestimmt; die Autoren fanden nun bei Hyperthyreciden in 100% Übereinstimmung des Narkoseumsatzresultates mit der klinischen Diagnose, während das eiweißgebundene Jod im Serum nur in 73% Übereinstimmung mit der klinischen Diagnose zeigte. Bei euthyreoiden Patienten stimmten mit der klinischen Diagnose der Narkosegrundumsatz in 83%, das eiweißgebundene Jod im Serum in 74% überein. Bei hyperthyreoiden Patienten erreichte der Narkosegrundumsatz eine 100%ige Übereinstimmung und das eiweißgebundene Serum eine 83%ige Übereinstimmung mit der klinischen Diagnose. Wenn man alle Patienten zusammen betrachtet, dann bestand mit der klinischen Diagnose eine Übereinstimmung von 80% bei eiweißgebundenem Jod im Serum, von 91% beim Narkoseumsatz und von 67% bei der gewöhnlichen Grundumsatzbestimmung. FRASER u. NORDIN (1955) bestätigten soeben die prinzipiellen Ergebnisse von RAPPORT und Mitarbeitern. Letztere Autoren hatten im Gegensatz zu BARTELS bei euthyreotischen Personen und bei hyperthyreotischen Patienten ein fast gleiches Absinken des Umsatzes in Narkose, von durchschnittlich 13—15%, beobachtet und bei nervösen extrathyreoidalen Umsatzsteigerungen ein Absinken von durchschnittlich 43%.

Die nicht vollständige Übereinstimmung von klinischer Diagnose mit den Ergebnissen von Narkoseumsätzen bei euthyreoiden Patienten wurde durch die statistische Gruppierung der Autoren hervorgerufen, bei der Narkoseumsätze von durchschnittlich +8% nicht mit euthyreoiden Zuständen vereinbar waren, was mir nicht bewiesen erscheint, solange man die Schwankungsbreite der Umsätze in Narkose bei stoffwechselgesunden Personen nicht kennt. Die Mitteilung von RAPPORT und Mitarbeitern, sie hätten in 3,5% der Untersuchungen in Narkose einen gegenüber den vergleichenden Normalmessungen um 5,7% gesteigerten Umsatz und in 4% einen mit den Normalmessungen völlig übereinstimmenden Umsatz gefunden, ohne eine Erklärung für dieses Phänomen zu finden, war für uns Anlaß, selbst Untersuchungen in Narkose durchzuführen und deren Ergebnisse mit unseren Grundumsätzen im engeren Sinn zu vergleichen.

In der deutschen Literatur verdienen vor allem die 1953 veröffentlichten Untersuchungen von LEONHARDT Erwähnung. Dieser Autor teilte nach den Ergebnissen seiner Narkoseumsätze die Patienten in 4 Gruppen ein; dabei erkannte er nur die Gruppe, bei der in Narkose ein erhöhter Grundumsatz gemessen wurde, der tiefer als der Wachwert lag, als Hyperthyreosegruppe an. Häufiger als die amerikanischen Autoren fand LEONHARDT (1953) einen Anstieg des Energieumsatzes in Narkose, was er auf den Wegfall einer hemmenden katatonen Einstellung auf den Umsatz und den Durchbruch der reinen Schilddrüsenwirkung bezog.

Diese Deutungen widersprachen den Erfahrungen, die bei Untersuchungen in Hypnose und bei der Berechnung des Grundumsatzes im engeren Sinn gesammelt wurden. Man konnte vermuten, daß bei den Fällen, in denen die Autoren in Narkose Umsatzsteigerungen festgestellt hatten, die zentralnervösen Einflüsse nicht vollständig ausgeschaltet waren.

Es war daher notwendig, auf dieses Phänomen besonders zu achten; andererseits war eine in den bisherigen Arbeiten über Narkoseuntersuchungen am Menschen fehlende Analyse der einzelnen Stoffwechselgrößen erforderlich.

In eigenen Untersuchungen (v. EIFF u. STÖWSAND, noch unveröffentlicht, STÖWSAND, noch unveröffentlicht) wurden folgende Erkenntnisse und Ergebnisse gewonnen:

Es erwies sich als vorteilhaft, die Durchführung von Narkoseumsätzen nicht am Tag vorher oder früh morgens mit den Patienten zu besprechen; es war dann nämlich unmöglich, richtige Ruhenüchternumsätze zu gewinnen. Der Gedanke an die Narkose, von der sich die Patienten im allgemeinen doch keine richtige Vorstellung machen konnten, bedeutete meistens eine zu starke seelische Belastung. Aus diesem Grunde handhabten wir es allmählich so, daß wir mit den Patienten erst nach den Messungen des Ruhenüchternumsatzes die Durchführung einer Narkose besprachen und diese, falls die Erlaubnis hierzu erteilt wurde, dann anschließend sofort durchführten. Lediglich bei jüngeren Personen lag die schriftliche Einwilligung der Eltern schon einige Tage vorher vor.

Die methodischen Einzelheiten waren denjenigen der sonstigen Grundumsatzmessungen gleich (s. Kapitel „Muskeltonus"); es wurden lediglich noch dazu der Unterkiefer und das Mundstück fixiert und die Mundwinkel mit Heftpflasterstreifen zugeklebt, um ein Vorbeiatmen während der Narkose zu verhindern. Ferner waren jeweils alle Vorbereitungen getroffen, den Patienten notfalls zu intubieren oder künstlich über die Maske eines Sauerstoffgerätes zu beatmen.

Zur Narkose wurde eine 10%ige Lösung des kurzwirkenden Thiobarbiturats „Thiogenal" (Fa. Merck) in einer durchschnittlichen Dosierung von 10 mg/kg Körpergewicht intravenös injiziert, wobei wir uns in der Dosierung jeweils der

Situation anpaßten, wenn diese eine höhere Dosis bei ungenügender Narkosetiefe forderte oder wenn wir bei Patienten mit Schilddrüsenüberfunktionen wegen der kardiovasculären Erscheinungen nicht eine Vollnarkose wagten und uns mit einem Dämmerschlaf bzw. einer leichten Narkose begnügten. In einigen Untersuchungsreihen wurde bewußt nur eine kleine Dosis von 3,5 mg/kg Körpergewicht injiziert, um den Effekt mit der vollen Dosis vergleichen zu können. 30—40 min vor Beginn der Narkose war den untersuchten Personen 0,5 mg Atropin subcutan injiziert worden, weil man ohne dieses Medikament wegen des Hustenreizes am Beginn der Narkose keine einwandfreie Umsatzbestimmung durchführen konnte. In Modellversuchen hatten wir uns vorher überzeugt, daß diese Medikation keinen sicheren Einfluß auf den Energiestoffwechsel hatte.

Bei keinem der untersuchten Personen wurde ein ernster Zwischenfall oder eine Gesundheitsschädigung durch die Narkose beobachtet. Mehrmals mußte allerdings der Versuch abgebrochen werden, um dem Untersuchten künstlich O_2 zuzuführen, was jeweils in kürzester Zeit zur Wiederherstellung des Normalzustandes führte. Eine Intubation war in keinem Fall notwendig.

In 33 diagnostisch einwandfrei auswertbaren Untersuchungsreihen bei 30 eu- und hyperthyreotischen Patienten wurde 89mal der Ruhenüchternumsatz und 81mal ein Umsatz in Narkose bestimmt. Die mittlere Thiogenaldosis betrug 9,6 mg/kg Körpergewicht. Die durchschnittliche Senkung des Umsatzes in Narkose gegenüber dem durchschnittlich gemessenen Umsatz betrug 9,4% ($\pm$ 1,32%) und gegenüber dem durchschnittlichen errechneten Grundumsatz im engeren Sinn 6,45% ($\pm$ 0,54%).

Eine Analyse hinsichtlich des Verhaltens von Euthyreosen und Thyreotoxikosen ergab bei 11 Untersuchungsreihen von Thyreotoxikosen eine durchschnittliche Senkung des Narkoseumsatzes gegenüber dem durchschnittlichen Grundumsatz im engeren Sinn von 6,9% ($\pm$ 1,12%) und bei 11 Untersuchungsreihen von Euthyreosen eine durchschnittliche Senkung des Narkoseumsatzes gegenüber dem Grundumsatz im engeren Sinn von 6,4% ($\pm$ 0,9%). Euthyreosen und Thyreotoxikosen zeigten also kein charakteristisch voneinander abweichendes Verhalten in den Narkoseumsätzen.

Ein deutlicher Unterschied dagegen bestand zwischen diesen beiden Gruppen einerseits und einer Gruppe von Patienten mit vegetativen Neurosen andererseits. Die 10 von uns untersuchten Patienten mit dieser Diagnose waren in der obigen allgemeinen Statistik nicht enthalten. Da bei diesen Patienten z. T. Hyperventilationen während aller Ruhenüchternmessungen vorkamen, ließ sich nicht immer der Grundumsatz im engeren Sinn berechnen. Diese Fälle mit Hyperventilationen fallen in den Anfang unserer Versuchsreihe, als wir den Patienten noch am Tage vorher den Narkosegrundumsatz mitgeteilt hatten. Die durchschnittliche Senkung des Umsatzes in Narkose gegenüber den durchschnittlich gemessenen Grundumsätzen betrug 24,07% ($\pm$ 3,74%). Bei 2 Patienten betrug dabei die durchschnittliche Umsatzsenkung über 40%. Tiefe Senkungen des Stoffwechsels in dieser Gruppe kamen aber nicht nur durch eine Beruhigung von Atmung und Muskulatur zustande, sondern waren auch Scheinphänomene infolge Hypopnoe nach vorausgehender Hyperventilation (s. unten).

Die absolute Senkung des Umsatzes in Narkose war von der Narkosetiefe abhängig. Zum Vergleich seien hierzu 60 Patienten mit verschiedenen Diagnosen herangezogen. Bei 12 Patienten, die durchschnittlich 12,4 mg/kg Körpergewicht Thiogenal erhielten, sank der Umsatz in Narkose durchschnittlich um 7,7%; bei 33 Patienten, die durchschnittlich 9,6 mg/kg Thiogenal erhielten, sank der Umsatz in Narkose durchschnittlich um 6,45%; und bei einer Gruppe von 15 Patienten, die nur 3,5 mg/kg Thiogenal erhalten hatten, sank der Umsatz um 3,8%. Diese Ergebnisse zeigen, daß man die Absolutwerte der Umsatzsenkung in der Literatur nicht miteinander vergleichen kann, falls nicht dieselbe Narkosetiefe vorlag. THAUER hatte dies schon 1942 festgestellt in Untersuchungen an Kaninchen und dabei gefunden, daß die chemische Natur des angewandten Narkoticums völlig gleichgültig ist.

Die Untersuchungen an Patienten mit neurotischer Hyperventilation hatten schon gezeigt, daß nicht alle Narkoseumsätze diagnostisch verwertbar waren. Insgesamt war die Zahl der diagnostisch aus irgendeinem Grunde nicht verwertbaren Narkoseuntersuchungen ziemlich hoch; sie betrug fast ein Drittel der Untersuchungen. Diese hohe Zahl diagnostisch nicht brauchbarer Narkoseuntersuchungen hing in erster Linie damit zusammen, daß wir anfangs, als wir noch keine Erfahrungen mit Stoffwechseluntersuchungen in Narkose und mit diesem Narkoticum hatten, sehr ängstlich die Narkose handhabten, was öfter eine ungenügende Narkosetiefe zur Folge hatte; außerdem traten anfangs, wie wir schon oben angeführt haben, häufiger Störungen dadurch auf, daß die Patienten zu früh über die Durchführung dieser Narkoseuntersuchungen unterrichtet waren. Jedoch war jeder dieser diagnostisch nicht verwertbaren Umsätze für das Verhalten des Stoffwechsels unter bestimmten Bedingungen lehrreich; diese Untersuchungen lieferten uns so z. B. auch den Schlüssel zu den in der Literatur erwähnten Umsatzsteigerungen in Narkose unklarer Genese.

Nicht diagnostisch auswertbare Narkoseumsätze entstanden z. B. am Anfang unserer Untersuchungen dadurch, daß wir bei 13 Patienten durch eine zu langsame Injektion des Narkoticums ein Excitationsstadium mit Bewegungen oder Singultus hervorriefen. Später ließ sich dies vermeiden, als die ersten 2—5 cm³ Thiogenal rasch, in etwa 10 sec, injiziert wurden. Bei diesen 13 Patienten war dann auch das Energieumsatzverhalten in Narkose gestört; es fand sich hier eine durchschnittliche Umsatzsteigerung in Narkose von 15,3% ($\pm$ 3,3%) gegenüber den vergleichenden Ruhenüchternmessungen. Nur bei einem dieser Patienten sank der Umsatz trotz Bewegungen, und zwar um 8,9% durchschnittlich, in Narkose. Klinisch unterschied sich die Unruhe dieses Patienten deutlich von der sonst beobachteten bei Excitation; es traten hier nämlich epileptiforme Krämpfe auf, wahrscheinlich wurden all diese Phänomene durch Gehirnhypoxie hervorgerufen.

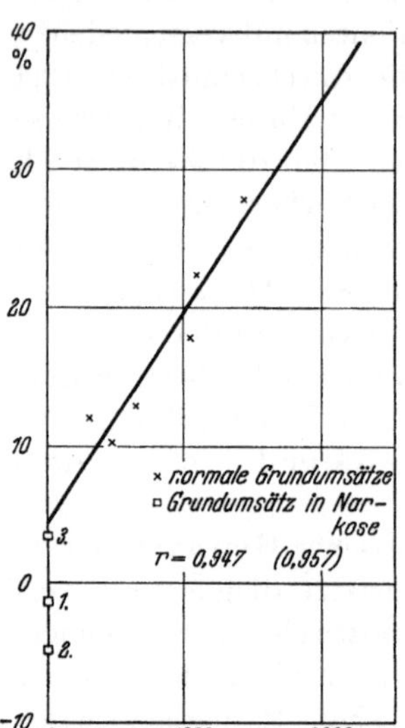

Abb. 34. Energieumsätze (Ordinate) und Muskeltonusverhalten (Abszisse) unter Ruhenüchternbedingungen und in Narkose bei einem Patienten mit vegetativer Neurose. Der Schnittpunkt der Trendlinie mit der Ordinatenachse gibt den Grundumsatz im engeren Sinn (+4%) an. [Nach v. EIFF, Rass. Fisiopat. 27, 111 (1955)]

Einen Anstieg des Energiestoffwechsels beobachteten wir aber auch ohne äußerlich sichtbare Zeichen der Excitation, wenn der Patient nämlich während der Narkose durch Träume psychisch erregt wurde. So fand sich in einem extremen Fall bei einem Patienten, der als Potator bekannt war, trotz der hohen Dosis von 12 mg/kg Thiogenal, bei scheinbar tiefer Narkose, eine Umsatzsteigerung von 30%. Nach Erwachen gab dieser Patient sofort an, er hätte eben einen schweren ehelichen Streit im Traum „mitgemacht".

Aus der statistischen Auswertung ist ersichtlich, daß die errechneten Grundumsätze im engeren Sinn durchschnittlich um 6—7% über den Narkosegrundumsätzen lagen. Abb. 34 zeigt als Beispiel das Verhalten von Grundumsatz im engeren Sinn und Narkoseumsätzen bei einem Patienten mit der klinischen Diagnose „Fragliche Hyperthyreose".

Das Verhalten der Atmung während der Thiogenalnarkose richtete sich ebenfalls nach der Narkosetiefe. Dämmerschlaf und oberflächliche Narkose wurden von keiner nennenswerten Änderung des Atemminutenvolumens begleitet; dagegen fanden sich solche Veränderungen regelmäßig in tiefer Narkose, wobei die Atemfrequenz kein eindeutiges Abweichen von der Norm zeigte. Mit dem Absinken des Atemminutenvolumens in tiefer Narkose war eine bessere O_2-Ausschöpfung verbunden; auch der prozentuale CO_2-Gehalt der Exspirationsluft stieg, allerdings in geringerem Maße, an. Das Volumen von O_2 und CO_2 in der Exspirationsluft sank aber infolge der stärkeren Reduktion des Atemminutenvolumens. Abb. 35 kennzeichnet das durchschnittliche Verhalten der Atemgase während der Narkose.

Nur einmal wurde in tiefer Narkose ein Anstieg des Atemminutenvolumens bei deutlichem Absinken der O_2-Ausschöpfung beobachtet, so daß ein Absinken des O_2-Volumens resultierte. Eine Analyse der Atmungsverhältnisse bei den Ruhenüchternwerten ergab hier das Vorliegen einer Hypoventilation vor der Narkose, die sich während des narkotischen Zustandes in Richtung der normalen Ventilation bewegte.

Die Bestimmungen des Energieumsatzes nach Wiederaufwachen aus Narkose zeigten in der Regel, daß das Atemminutenvolumen jetzt unter dem Wert lag, der bei den Messungen vor Narkose registriert wurde. Da im allgemeinen die O_2-Ausschöpfung kompensatorisch nicht dabei stieg, waren die Energieumsätze im Wachzustand nach Narkose durchschnittlich niedriger als die Vergleichsumsätze vor Narkose. In einigen Fällen, in denen die Narkoseumsätze wegen Excitation nicht verwertbar waren, ergaben die postnarkotischen Umsätze erstmals bei diesen Patienten brauchbare Grundumsatzwerte, weil nun die anfängliche Ängstlichkeit durch den Meßvorgang an sich und die spätere Excitation überwunden waren und der Patient noch unter der Nachwirkung des Narkoticums entspannt dalag und richtig atmete.

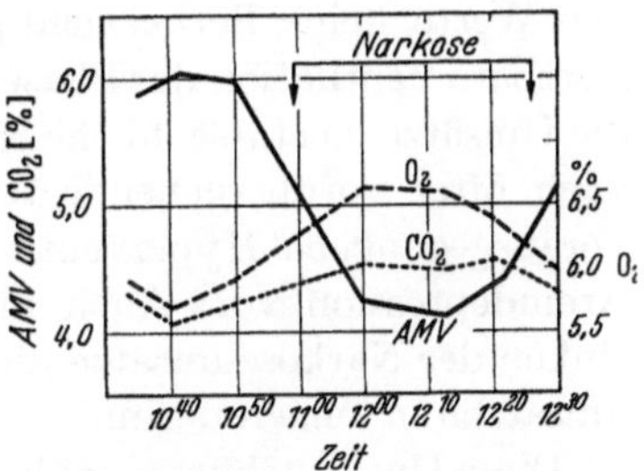

Abb. 35. Verhalten der einzelnen Stoffwechselgrößen: Atemminutenvolumen (AMV), O_2-Ausschöpfung und prozentualer CO_2-Gehalt der Exspirationsluft in Stoffwechseluntersuchung in Narkose. (Nach v. EIFF u. STÖWSAND, noch nicht veröffentlicht)

Auffällig verhielt sich der respiratorische Quotient (R Q) während der Narkose. Sehr schnell nach Narkosebeginn kam es zu einem Absinken dieser Größe. Dabei wurden unphysiologische Werte, im Extremfall bis 0,51, beobachtet. Es ist offensichtlich, daß hier der respiratorische Momentan-Quotient nicht mehr als Maß für die Verbrennungsverhältnisse angesehen werden kann. Er stellt vielmehr in Narkose einen Scheinwert dar, der durch die Änderung der Ventilation und durch CO_2-Retention hervorgerufen wird. Einen steady state dieser unphysiologischen R Q-Werte haben wir bei länger dauernden Narkosen auch nicht gesehen. Dementsprechend wurden in allen Untersuchungen in Narkose bei der Errechnung der Umsätze die R Q-Werte eingesetzt, die im Durchschnitt jeweils bei den vorausgegangenen Ruhenüchternumsätzen gefunden wurden. Das Einsetzen der während der Narkose berechneten Momentan-R Q hätte Fehler in der Größenordnung von 4—5% des Sollwertes ergeben, und zwar im Sinne eines zu niedrigen Calorienwertes. Nach Erwachen von kürzeren Narkosen stieg der R Q anfangs auf höhere Werte als bei den vergleichenden Untersuchungen vor Narkose, wohl infolge Abrauchens des retinierten CO_2, um sich dann langsam wieder auf die Ausgangswerte zurückzubewegen.

Die Atmung gab noch ein besonderes Problem auf. Die ersten Untersuchungsreihen hatten gezeigt, daß man auf ein Phänomen zur Vermeidung von Fehlern besonders achten mußte. Hyperventilationen, die bei manchen Patienten schon bei den Ruhenüchternwerten beobachtet wurden, bei anderen Patienten erst während der Vorbereitung zur Narkose infolge der psychischen Erregung auftraten, wurden bereits bei relativ oberflächlichen Narkosen von ausgesprochenen Hypoventilationen abgelöst, die erhebliche Umsatzsenkungen vortäuschen konnten, durchschnittlich um 19,73% ($\pm$ 1,74%) gegenüber den Grundumsätzen im engeren Sinn. Es zeigte sich, daß in solchen Fällen nur eine tiefe Narkose eine diagnostische Klärung der wahren Energieumsatzverhältnisse brachte und daß dabei öfter die ersten, unmittelbar nach Narkosebeginn gefundenen Werte keine Berücksichtigung finden durften. Erst wenn eine verwertbare Ventilation der Phase der reaktiven Hypopnoe folgte, spiegelten die Umsätze das tatsächliche energetische Verhalten. Andererseits kamen auch öfter vorübergehende Hypoventilationen zu Narkosebeginn, ohne vorausgegangene Hyperventilationen, einfach infolge der narkotischen Atemdepression vor. Auch hier resultierte ein durchschnittliches Absinken der Narkoseumsätze um 14,0% ($\pm$ 1,01%) gegenüber den Grundumsätzen im engeren Sinn.

Diese Untersuchungen haben gezeigt, daß erst die jeweilige eingehende Analyse des Umsatzes in Narkose die Feststellung erlaubt, daß ein diagnostisch verwertbarer Wert gewonnen wurde. In diesen Untersuchungen in Narkose wurde, falls normale Atmungsverhältnisse — d. h. nicht zu starkes Absinken des Atemminutenvolumens in Narkose, nach vorausgegangener Eupnoe — und genügende Narkosetiefe, die nicht durch Träume gestört war, vorlagen, kein Anstieg des Umsatzes in Narkose beobachtet. Man kann daher annehmen, daß die Umsatzsteigerungen, die in der Literatur beschrieben sind, keine diagnostischen Schlüsse bei den betreffenden Patienten erlauben, sondern ungenügender Narkosetiefe oder veränderten Ventilationsverhältnissen zuzuschreiben sind.

Über die Streubreite der Narkoseumsätze bei euthyreotischen Personen kann man sich auf Grund des vorliegenden Materials noch keine sicheren Schlüsse erlauben; die Schwankungsbreite scheint geringer zu sein, als diejenige normaler Umsätze und errechneter Grundumsätze im engeren Sinn. Angaben über normalen Streubereich werden aber überhaupt nur sinnvoll verwandt werden können, wenn man Untersuchungen mit gleicher Narkosetiefe durchführt.

Untersuchungen im Schlaf sind über den diagnostischen Wert hinaus von besonderem theoretischen Interesse für die Frage des Minimalumsatzes.

V. Der Minimalumsatz

Mehrmals wurden bisher Senkungen des Energieumsatzes unter die Standard-Sollwerte erwähnt. Stellen die Sollwerte trotzdem das durchschnittliche absolute Umsatzminimum dar, das nur im Rahmen einer Gaußschen Normalverteilung in einem bestimmten Prozentsatz unterschritten wird, oder gibt es Vorgänge, die zu gesetzmäßigen Senkungen unter die Sollwerte führen? Wie hoch muß dann bei Bejahung des letzten Falls das absolute Umsatzminimum angenommen werden, das nicht mehr unterschritten werden kann, ohne daß die Lebensvorgänge irreparabel gestört werden?

In jüngster Zeit hat sich im Hinblick auf die Verhältnisse beim Menschen insbesondere Wachholder (1946, 1948, 1954, 1955) mit dieser Frage beschäftigt, während Brendel und Mitarbeiter (1954) durch Versuche an Hunden zu einer Klärung beitrugen.

Wachholder nahm zu diesem Problem Stellung im Zusammenhang mit der Frage, ob es richtig ist, daß sich der Gesamtbedarf des Menschen aus einem nicht zu unterschreitenden Ruhenüchternumsatz, der spezifisch dynamischen Steigerung, dem Umsatz für die notwendigen täglichen körperlichen Verrichtungen und dem Umsatz für die eigentliche Arbeit, einfach durch Addition der einzelnen Faktoren, errechnen läßt; der Autor beschäftigte sich bei der Betrachtung des ersten Faktors mit den Bemühungen,

1. in der Nacht bzw. im Schlafe, 2. jahreszeitlich im Sommer und 3. bei eingeschränkter Nahrungszufuhr stärkere Umsatzsenkungen zu finden.

1. Untersuchungen von Wachholder (1946) und der 7tägige Rhythmusversuch (v. Eiff und Mitarbeiter 1953) hatten keinen sicheren Hinweis auf nächtliche Senkungen des Stoffwechsels, unabhängig vom Schlaf, ergeben. Größere eindeutig auswertbare Untersuchungsreihen über den Umsatz im Schlaf liegen nicht vor; in eigenen Untersuchungen mit Gnüchtel (1925, nicht veröffentlicht) fanden wir, daß man in tiefem traumlosem nächtlichem Schlaf kurzfristig ähnliche Umsatzsenkungen finden kann, wie bei derselben Versuchsperson in Hypnose.

Die Untersuchungen in Hypnose können — auch die Gleichheit der EEG-Veränderungen in Hypnose und tiefem Schlaf spricht in diesem Sinne (Krákora 1953) — daher durchaus als prototypisch für mögliche Veränderungen im Schlaf angesehen werden. Dies bedeutet, daß der Umsatz nachts, für kurze Zeit, wenn optimale Bedingungen der Entspannung und des Aufhörens psychischer Tätigkeit gegeben sind, erheblich unter den Standard-Sollwert sinken kann.

2. Das Vorhandensein jahreszeitlicher Schwankungen des Grundumsatzes mit einem sommerlichen Minimum ist vor allem von Gessler

(1925) angegeben worden. Dieser berichtet, daß er bei 74 Grundumsatzbestimmungen an sich selbst über 14 Monate hin feststellte, daß der
Grundumsatz im Winter um über 10% höher liegt als im Sommer und daß
der Verlauf der Grundumsatzkurve der Kurve der durchschnittlichen
Tagestemperatur des Aufenthaltsortes vollkommen parallel geht.

Dieser Versuch wurde von uns bisher an einer gesunden Versuchsperson
überprüft. Es war leider nicht möglich, während eines ganzen Jahres in
regelmäßigen Zeitabständen den Stoffwechsel dieser Versuchsperson zu
messen. Berufliche und familiäre Beanspruchung der Versuchsperson machten dies unmöglich. Die Versuchsperson erschien innerhalb von 13 Monaten an 51 Tagen zu Grundumsatzmessungen. Die Untersuchungstage verteilten sich auf alle Jahreszeiten, so daß sich eine Aussage über den Einfluß jahreszeitlicher Faktoren bei dieser Versuchsperson machen läßt.

Die Versuchsperson, ein intelligenter 27jähriger Bademeister, führte
während dieses ganzen Jahres genaue schriftliche Aufzeichnungen über
Lebensweise, Art und Schwere der Arbeit am Tag vor der Stoffwechsel-
messung und Dauer und Güte des Schlafes in der Nacht vor der Messung.
Nach den Stoffwechselmessungen wurde er über seinen psychischen
Zustand befragt; die Antworten wurden schriftlich registriert.

Da es noch nicht möglich ist, das Wetter durch eine einzige Zahl aus-
zudrücken, die also alle Komponenten enthält, die das Wetter bestimmen,
haben wir zur statistischen Berechnung die Außentemperaturen, die uns
von der Sternwarte der Bonner Universität mitgeteilt wurden, und den
Barometerdruck herangezogen. Die Außentemperaturen stellten ja nach
GESSLERS (1925) Angaben den den Umsatz beeinflussenden Faktor dar. Es
wird aber notwendig sein, auch Korrelationen zum Wasserdampfdruck
der Luft durchzuführen, da THAUER (1955) die Bedeutung der Feuchtigkeit für die Thermoregulation nachgewiesen hat.

Die statistisch verwerteten Grundumsatzwerte sind praktisch Grundumsätze im engeren Sinn. Eine Berechnung des Grundumsatzes im
engeren Sinn war bei dieser Versuchsperson nicht notwendig, denn die
Versuchsperson hatte im allgemeinen keinen den Energiestoffwechsel
beeinflussenden Muskeltonus; war der Tonus einmal erhöht, dann
warteten wir solange, bis die Muskeltonuserhöhung wieder abgeklungen
war, was an jedem Versuchstage gelang.

In 17 Nächten vor der Stoffwechselmessung schlief die Versuchsperson
in der Klinik auf einem ziemlich schmalen gepolsterten Gestell, das sonst
für Herzschallschreibung bei Patienten benutzt wird. In 34 Nächten vor
der Stoffwechselmessung schlief die Versuchsperson zu Hause in der Stadt,
fuhr morgens mit dem Motorrad (auch während des Winters) in die Klinik
und lag noch 45 min bis zum Beginn der Stoffwechselmessung auf dem
Untersuchungsstuhl. Die Nächte mit Klinikschlaf verteilten sich auf die
Winter- wie Hochsommermonate.

Nach den 17 Nächten mit Klinikschlaf wurde 55mal der Stoffwechsel gemessen; der durchschnittliche Grundumsatz lag hier bei $+6,28\%$ ($\pm 1,06\%$); das mittlere Atemminutenvolumen betrug 5,22 l ($\pm 0,03$ l).

Nach den 34 Nächten mit Schlaf in eigener Wohnung wurde 116mal der Stoffwechsel gemessen; dabei lag der durchschnittliche Grundumsatz bei $+2,06\%$ ($\pm 0,46\%$); das mittlere Atemminutenvolumen betrug 5,17 l ($\pm 0,03$ l).

Die Versuchsperson gab immer an, zu Hause im eigenen Bett besser geschlafen zu haben. Die Differenz der Mittelwerte dieser beiden Gruppen ist größer als das 3fache des mittleren Fehlers der Differenz; der Unterschied des durchschnittlichen Umsatzverhaltens ist daher signifikant; dies bedeutet doch wahrscheinlich, daß der bessere psychische Zustand nach besserem Schlaf so entscheidend war, daß er sogar den ungünstigen Faktor einer Motorradfahrt bei jeder Witterung „kompensierte".

Keine der untersuchten Körperfunktionen zeigte einen der Außentemperatur parallelen Verlauf. Keinerlei Beziehung bestand auch zum Barometerdruck. Nur die Kurve der Außentemperatur läßt die erwarteten jahreszeitlichen Schwankungen erkennen.

Da eine Parallelität von Außentemperatur und Grundumsatz, wie sie GESSLER angibt, nicht bestand, haben wir berechnet, ob wenigstens Gruppen von Außentemperaturen Gruppen von Umsätzen zugeordnet werden konnten.

a) Bei Außentemperaturen von -2^0 bis $+5^0$ wurde 47mal der Grundumsatz bestimmt. Der durchschnittliche Grundumsatz lag bei $+2,12\%$ ($\pm 1,11\%$); das durchschnittliche Atemminutenvolumen betrug 5,06 l ($\pm 0,04$ l).

b) Bei Außentemperaturen von $+6^0$ bis $+12^0$ wurden 38 Untersuchungen durchgeführt. Der durchschnittliche Grundumsatz lag bei $+5,97\%$ ($\pm 0,92\%$); das durchschnittliche Atemminutenvolumen betrug 5,08 l ($\pm 0,04$ l).

c) Bei einer Außentemperatur von 13^0 bis 20^0 wurde 73mal der Umsatz bestimmt; der durchschnittliche Grundumsatz lag bei $+2,56\%$ ($\pm 0,58\%$); das durchschnittliche Atemminutenvolumen betrug 5,27 l ($\pm 0,04$ l).

d) Bei einer Außentemperatur von über 20^0 wurden 13 Untersuchungen durchgeführt; der durchschnittliche Grundumsatz lag bei $+5,24\%$ ($\pm 2,05\%$); das durchschnittliche Atemminutenvolumen betrug 5,44 l ($\pm 0,07$ l).

Diese Untersuchungen lassen also eindeutig erkennen, daß in Jahreszeiten mit kalten Außentemperaturen die Grundumsätze dieser Versuchspersonen keinesfalls höher lagen als in Zeiten mit höheren Außentemperaturen und daß sich eine Abhängigkeit des Umsatzverhaltens von der Höhe der Außentemperaturen nicht findet.

In die Gruppe b) und d) fielen einige Untersuchungstage, in denen die Versuchspersonen durch erhebliche berufliche Schwierigkeiten psychisch belastet war. Da es aber auch Versuchstage mit höheren Umsätzen gab, ohne daß wir sicher eine psychische Belastung feststellen konnten, läßt sich bei der kleinen Zahl dieser beiden Gruppen statistisch nicht signifikant beweisen, daß alle höheren Umsätze durch psychische Belastungen hervorgerufen sind.

Die Ergebnisse GESSLERS und diejenigen unseres eigenen Versuchs sind anscheinend nicht zu vereinbaren.

Im Sinne unserer Ergebnisse sprechen auch die Versuche von BENEDICT (1935) (nach BERKSON u. BOOTHBY (1938)). Dieser hatte in 2 Untersuchungsperioden von fast je einem Monat tägliche Umsatzbestimmungen an sich selbst durchführen lassen. Während dieser ganzen Zeit, mit Ausnahme von 4 Tagen, war der Grundumsatz erstaunlich konstant. Die mittlere Streuung σ betrug nur $\pm 2,2\%$. Wenn man bedenkt, daß die Fehlerbreite der Methode noch in diese Zahl eingeht, ist der Grundumsatz praktisch unverändert. BOOTHBY und Mitarbeiter führen dieses erstaunliche Ergebnis auf das einzigartige Training dieses Altmeisters der Stoffwechselforschung in Stoffwechselselbstversuchen zurück. Es ist nun natürlich nicht denkbar, daß während zweier Monate die Außentemperaturen so konstant blieben.

Insgesamt lag der durchschnittliche Grundumsatz unserer Versuchsperson bei $+3,3\%$ $(\pm 0,47\%)$. Zum Vergleich mit Untersuchungen anderer Autoren ist die Angabe der mittleren Streuung (standard deviation) aufschlußreicher; sie betrug hier $\sigma = \pm 6,14\%$.

Wenn wir nun für jeden Tag der Stoffwechselmessungen für die Berechnung des einzelnen Umsatzes den jeweils mittleren durchschnittlichen RQ des Versuchstages und nicht den Momentan-RQ verwenden, dann liegt der durchschnittliche Grundumsatz bei $+3,42\%$ und die mittlere Abweichung ist $\sigma = \pm 6,30\%$.

Diese letztere Berechnungsart wollen wir auch für die folgende Betrachtung anwenden; wenn wir nur die ersten 4 Monate der Stoffwechselmessungen herausgreifen (die Zeit vom 10. Juli bis zum 20. November), in denen die Versuchsperson nicht den geringsten seelischen Belastungen ausgesetzt war, dann lag der durchschnittliche Grundumsatz bei $+0,83\%$, und die mittlere Abweichung betrug $\sigma = \pm 3,24\%$, d. h. in der Zeit ohne seelische Belastungen lag nicht nur der Umsatz tiefer, sondern die Streubreite war auch viel geringer. Zum Vergleich sei die standard deviation angegeben, die von BERKSON u. BOOTHBY (1938) für Männer zusammengestellt wurde: $\pm 3,5\%$ der Personen der Mayo-Foudation, $\pm 3,9\%$ derPersonen von HARRIS u. BENEDICT, $\pm 3,5\%$ der Personen von GRIFFITH und Mitarbeitern, $\pm 4,2\%$ der Personen von BENEDICT u. CARPENTER.

Von den übrigen gemessenen Körperfunktionen betrug die durchschnittliche Körpertemperatur 36,50°; $\sigma = \pm 0,18°$, d. h. die Körpertemperatur war während der 13monatigen Beobachtung ziemlich konstant.

Das mittlere Atemminutenvolumen betrug 5,18 l, die mittlere Abweichung $\sigma = \pm 0,32$ l.

Schließlich lag der RQ durchschnittlich bei 0,749; die mittlere Abweichung war $\sigma = \pm 0,042$.

Wie lassen sich nun die verschiedenartigen Ergebnisse erklären ?

WACHHOLDER (1946) hat von Untersuchungen an Versuchspersonen berichtet, die sich in der Zeit von 1943—1945 unter verschiedenen Ernährungsverhältnissen befanden. Bei einer Gruppe von 10 Versuchspersonen mit einer durchschnittlichen Ernährung über 2400 Calorien fanden sich jahreszeitliche Schwankungen, fast in demselben Ausmaß, das GESSLER (1925) beschrieben hat. Im Winter lagen in den Untersuchungen von WACHHOLDER die Umsätze durchschnittlich um $+11\%$, im Sommer um $+0,5\%$.

Dagegen fand sich bei einer Gruppe von Versuchspersonen, die nur mit 1900 Calorien ernährt wurden und die einen durchschnittlichen Grundumsatz von -5% im Sommer aufwiesen, im Winter keine eindeutige Steigerung des Umsatzes (durchschnittlich $-4,5\%$). WACHHOLDER akzeptiert die GESSLERsche Deutung der winterlichen Umsatzsteigerung als Ausdruck einer chemischen Wärmeregulation und weist auf das von RUBNER gefundene wechselseitige Einspringen von chemischer Wärmeregulation und spezifisch-dynamischer Wirkung hin, womit das Ausbleiben der jahreszeitlichen Schwankung auch bei sehr reichlich, insbesondere eiweißernährten Personen seine Erklärung finde.

Bei unserer Versuchsperson, die ein völlig normales Gewicht aufwies, war nun weder der Umsatz erniedrigt, noch konnten wir eine übermäßige Eiweißzufuhr und Ernährung feststellen. Es werden aber bei künftigen Untersuchungen genauere Ernährungsbilanzen aufgestellt werden müssen, was in unserem Versuch bisher noch nicht geschah, um zu erkennen, ob außer der von WACHHOLDER gefundenen Ernährungslage auch noch andere Faktoren die unterschiedlichen Ergebnisse erklären können.

3. Es ist eine schon lange bekannte Tatsache, daß Senkungen des Energiestoffwechsels bei eingeschränkter Ernährung auftreten, auch Untersuchungen in der Hungerperiode nach dem 2. Weltkrieg haben dies bestätigt (WACHHOLDER 1946, LEHMANN 1948). Andererseits haben die Untersuchungen an Patienten mit Anorexia nervosa gezeigt, daß erhebliche Grundumsatzsenkungen von durchschnittlich -29% (JORES 1955) beobachtet werden. Hierbei seien die Patienten sogar noch oft erstaunlich leistungsfähig.

Aber auch die Untersuchungen im Schlaf haben gezeigt, daß der Sollumsatz nicht den Energieumsatz bei vita minima repräsentiert. Wir nehmen an, daß der Minimalumsatz bei ungefähr 30% unter dem Standard-Sollwert liegt; dies ist ein etwas niedrigerer Wert als derjenige, den WACHHOLDER (1946) auf Grund der damaligen Kenntnisse schätzte.

Während es BRENDEL und Mitarbeitern gelang (1954), Hunde im Wachzustand zu so ausgezeichneten Ruhebedingungen zu bringen, daß auch eine tiefe Narkose, sofern sie mit dem Leben des Tieres zu vereinbaren war, keine weitere spezifische Senkung des Sauerstoffverbrauchs herbeiführte, ist die sogenannte optimale Ruhe, die als Standardbedingung für Grundumsatzmessungen gefordert ist, in Wirklichkeit so ungenügend, daß man einen Minimalumsatz nicht gewinnen kann; die hierfür notwendige Ruhe kann nur unter Umständen in Hypnose oder tiefem Schlaf bzw. tiefer Narkose erreicht werden. Im Wachzustand haben wir diese Ruhe nur gesehen, wenn eine Versuchsperson eine sehr starke K_I-Begabung, also Versenkungsfähigkeit, zur Auswirkung kommen ließ (v. EIFF u. GÖPFERT 1952). Andererseits ist die „Ruhe", die bei guten Grundumsatzmessungen angetroffen wird, ein so charakteristischer „Tätigkeitszustand", daß der Standard-Sollwert mit Recht doch als eine praktisch sehr wertvolle fiktive Größe angesehen werden muß.

VI. Die diagnostische Treffsicherheit des Grundumsatzes im engeren Sinn

Die Steigerung des Gesamtstoffwechsels steht als eines der Kardinalsymptome der Thyreotoxikosen sozusagen im Mittelpunkt der klinischen und pathologischen Probleme der Überfunktionszustände der Schilddrüse (BANSI 1955). Die hohe Wertschätzung, die die Grundumsatzbestimmung in der Diagnostik genießt, erleidet allerdings dadurch Abbruch, daß nicht selten Werte gefunden werden, die im Verhältnis zum übrigen Befund zu hoch erscheinen (MARTINI 1955). Daher haben sich eine Reihe von Autoren mit der Fehlerbreite der Grundumsatzbestimmungen im Rahmen des klinischen Gesamtbildes und im Vergleich mit anderen diagnostischen Methoden beschäftigt.

MUYLDER u. MAISIN (1951) untersuchten an 84 Personen die Korrelation zwischen den in den ersten 48 Std nach der Verabreichung von J^{131} im Urin ausgeschiedenen Mengen von radioaktivem Jod und dem Grundumsatz. Dabei ergab sich bei 48 unbehandelten Patienten mit Über- oder Unterfunktion der Schilddrüse keine signifikante Korrelation ($r = 0,349$ bei einem Zufallshöchstwert $r = 0,424$). WERNER u. HAMILTON (1951) berichteten von 15 klinisch einwandfreien Hyperthyreosen mit Erhöhung des Serumjods und der Radiojodspeicherung, die einen normalen Grundumsatz aufwiesen. JAFFE u. OTTOMANN (1950), FOOTE und Mitarbeiter

(1952), McAdams u. Salter (1952), Roswith und Mitarbeiter (1952) gaben bei unbehandelten Patienten eine Überlegenheit der Radiojoduntersuchung gegenüber Grundumsatzbestimmungen an. Mowbray u. Tickner (1952), die über eine sehr große Erfahrung mit Jodanalysen verfügen, kommen im Gegensatz zu den amerikanischen Autoren zu dem Schluß, daß der Grundumsatz ein besseres und sicheres diagnostisches Hilfsmittel zur Erkennung der Thyreotoxikosen darstellt als das eiweißgebundene Serumjod. Diese Autoren fanden nur in 61% ihrer Fälle von Thyreotoxikosen die Werte für Serumjod erhöht.

Um den diagnostischen Wert der Grundumsatzbestimmung zu erhöhen, wurde die zentralnervöse Beeinflussung durch Narkotica ausgeschaltet (über die Ergebnisse anderer Autoren und die eigenen Erfahrungen siehe das Kapitel „Energiestoffwechsel in Narkose"). Es gibt aber auch noch andere extrathyreoidale Faktoren, die den Umsatz beeinflussen. Zuerst ist hier ein physiologischer Faktor zu nennen, nämlich die Schwangerschaft. Naranjo-Vargas, Cornejo u. Bermeo (1953) beobachteten bei 200 Schwangeren ein kontinuierliches Ansteigen des Grundumsatzes während der Gravidität. Am Ende der Schwangerschaft lag der Grundumsatz durchschnittlich bei +41,2%. Dann beeinflussen verschiedene Erkrankungen den Ruhenüchternumsatz, wie ausgedehnte bösartige Geschwülste, Leukämie, Diabetes, Erkrankungen der Atmungswege und Herz- und Kreislauferkrankungen.

Wir beobachteten z. B. eine Patientin mit zunehmender Sarkomatose im Abdomen (histologisch durch Operationspräparat gesichert, ohne daß der Primärtumor geklärt werden konnte; Exitus außerhalb der Klinik, keine Obduktion), die in einem Stadium, in dem der Bauch von den Geschwulstmassen wie von einem graviden Uterus mens VII ausgefüllt war, einen Grundumsatz im engeren Sinn von +40% aufwies, ohne daß gleichzeitig Zeichen einer Schilddrüsenüberfunktion bestanden hätten.

Meckstroth und Mitarbeiter (1952) fanden bei 6 Leukämiekranken eine durchschnittliche Grundumsatzsteigerung von +57%, bei 3 Diabetikern eine solche von +52%, bei 5 Herz-Kreislaufkranken eine von +17% und bei 5 Patienten mit Behinderung des Luftweges auch eine durchschnittliche Umsatzsteigerung von +17%.

Bei all diesen extrathyreoidalen Faktoren der Umsatzsteigerung spielt nach unseren Erfahrungen ein erhöhter reflektorischer Muskeltonus keine entscheidende Rolle, so daß die Berechnung des Grundumsatzes im engeren Sinn in der Analyse der Grundumsatzsteigerung nicht weiterhilft. Auch die Grundumsatzbestimmung in Narkose half in den Untersuchungen von Meckstroth und Mitarbeitern nur in 53% der Untersuchungen, die Grundumsatzsteigerungen als extrathyreoidal bedingt zu erkennen, während die bei denselben Patienten durchgeführten Bestimmungen des eiweißgebundenen Serums in 95% der Fälle zeigten, daß keine Schilddrüsenüberfunktion vorlag.

Wenn wir uns daher über die diagnostische Treffsicherheit des Grundumsatzes im engeren Sinn in der Diagnostik der Schilddrüsenfunktion Rechenschaft geben wollten, mußten wir Patienten von diesen Untersuchungen ausschließen, bei denen der Energieumsatz extrathyreoidal durch Schwangerschaft oder eine der oben genannten Erkrankungen beeinflußt wurde. Andererseits wurden in der vergleichenden Untersuchungsreihe mit Radiojoduntersuchungen die Patienten beim Vergleich nicht berücksichtigt, bei denen eine extrathyreoidale Beeinflussung des Radiojodverhaltens angenommen werden mußte — BLOM (1954) z. B. hat diese störenden Einflüsse bei der Schilddrüsenuntersuchung mit Hilfe von Radiojod beschrieben; es sind zunächst vor der Untersuchung eingenommene Arzneimittel, die Jod enthalten (wobei man noch nicht sicher weiß, wie lange jodhaltige Medikamente abgesetzt sein müssen, damit keine Beeinflussung des Radiojod-Testes auftritt), dann Thyreostatica, ferner jodhaltige Verbindungen, die in der Röntgendiagnostik Verwendung finden, ferner Schilddrüsenpräparate. Sehr wesentlich ist ferner der störende Effekt bei Jodmangel (Jodmangelstrumen). Schließlich können auch falsche Resultate bei Nierenerkrankungen, z. B. bei Nephrose, gewonnen werden.

Der Klärung der diagnostischen Treffsicherheit des Grundumsatzes im engeren Sinn dienten 2 Versuchsreihen.

In der ersten Versuchsreihe (v. EIFF u. JESDINSKY 1954) wurden bei 44 Patienten 170 Grundumsatzmessungen durchgeführt. Hinsichtlich des Verhaltens des Grundumsatzes im engeren Sinn ließen sich die Patienten in 4 Gruppen einteilen.

Gruppe I enthielt die Patienten, bei denen der Grundumsatz im engeren Sinn (GU_0) erhöht war, ohne daß erhebliche Tonussteigerungen dabei festgestellt wurden; willkürlich setzten wir als oberen Grenzwert ein IAF von 1000; d. h. Patienten mit einem höheren IAF wurden nicht dieser Gruppe zugeteilt. Klinisch bestand bei den Patienten dieser Gruppe kein Zweifel am Vorliegen einer Thyreotoxikose. Abb. 36 und 37 veranschaulichen das Verhalten des Energiestoffwechsels und des Muskeltonus bei einer mittelschweren und schweren Thyreotoxikose dieser Gruppe.

Gruppe II enthielt die Patienten, bei denen der Grundumsatz im engeren Sinn erhöht war, bei denen aber gleichzeitig ein stärkerer Muskeltonus mit IAF über 1000 gemessen wurde. Auch bei den Patienten dieser Gruppe bestand klinisch kein Zweifel am Vorliegen einer Thyreotoxikose. Abb. 38 gibt das Verhalten eines Patienten dieser Gruppe wieder. Diese Gruppe mit stärkerem Tonusanteil enthielt nur 8 Patienten, während die Gruppe I 13 Patienten umfaßte.

Gruppe III enthielt 9 Patienten, bei denen der Grundumsatz im engeren Sinne nicht erhöht war (in dieser Versuchsreihe und der zweiten, unten beschriebenen, ist unter normalen Grundumsätzen im engeren Sinn ein GU_0 verstanden, der sich wie die Umsätze von BOOTHBY und Mitarbeitern verhält, also durchschnittlich $\pm 0\%$ beträgt und eine Schwankung von $\sigma = \pm 7\%$ aufweist. Im Kapitel über den Muskeltonus ist gezeigt, daß wir nach unseren jetzigen Berechnungen des Grundumsatzes

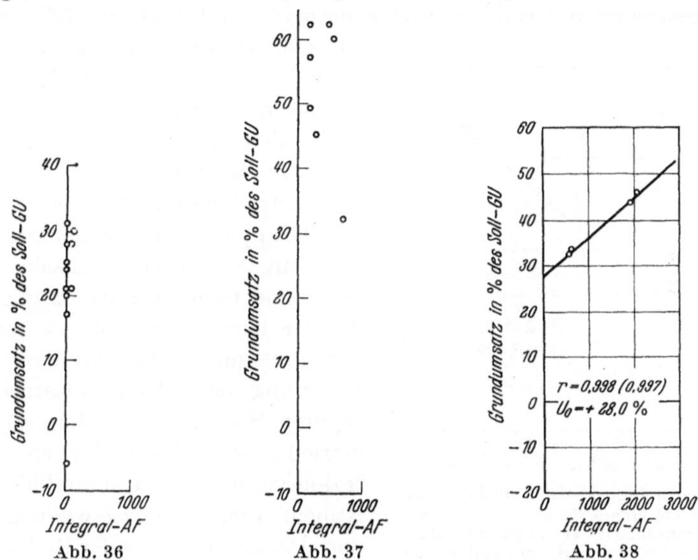

Abb. 36. Grundumsatz (Ordinate) und Muskeltonusverhalten (Abszisse) bei Patienten mit mittelschwerer Thyreotoxikose im Verlaufe der Behandlung mit Favistan. Zu keinem Zeitpunkt der Erkrankung war der Muskeltonus nennenswert erhöht. (Nach v. EIFF u. JESDINSKY, Klin. Wschr. 1954, 317)

Abb. 37. Grundumsatz- und Muskeltonusverhalten bei Patienten mit klassischem Morbus Basedow. Der Muskeltonus überschreitet nicht ein Integral AF von 1000. (Nach v. EIFF u. JESDINSKY, Klin. Wschr. 1954, 317)

Abb. 38. Grundumsatz- und Muskeltonusverhalten bei Patienten mit mittelschwerer Thyreotoxikose. Wechselndes Umsatz- und Tonusverhalten bei mehreren Untersuchungen am gleichen Tag. Der Schnittpunkt der Trendlinie mit der Ordinatenachse ergibt einen Grundumsatz im engeren Sinn von $+ 28\%$

im engeren Sinn bei Modellversuchen den Normalbereich nun um 9% nach der plus-Seite verschieben), bei denen aber infolge einer Muskeltonuserhöhung ein erhöhter Umsatz gemessen wurde, der die Annahme des Vorliegens einer Schilddrüsenüberfunktion forderte. Bei den Patienten dieser Gruppe war zudem die klinische Diagnose nicht eindeutig zu stellen. Es wurde eine fragliche Überfunktion der Schilddrüse bzw. eine vegetative Neurose bei diesen Patienten angenommen. Eindeutige klinische Zeichen für eine Thyreotoxikose waren bei diesen Patienten allerdings nicht vorhanden. Abb. 39 zeigt das Umsatz- und Tonusverhalten desjenigen Patienten, bei dem die meisten Messungen durchgeführt wurden.

Gruppe IV enthielt 14 Patienten, bei denen sich der Grundumsatz im engeren Sinn nicht wesentlich vom gemessenen Grundumsatz unterschied. Klinisch handelte es sich hier nicht um eine einheitliche Gruppe. Sie enthielt Knotenkröpfe ohne Zeichen der Überfunktion, Zustände leichter neurovegetativer Übererregbarkeit mit ambulant an anderer Stelle gemessenen Grundumsatzsteigerungen und vorbehandelte echte Thyreotoxikosen, die z. T. noch Tachykardien und andere Basedowsymptome aufwiesen.

In den wegen der gemessenen Umsatzsteigerungen, differentialdiagnostisch besonders interessierenden Gruppen I—III widersprachen sich mit Sicherheit klinische Diagnose und Grundumsatz im engeren Sinn in keinem Fall. Man kann daher annehmen, daß durch die Bestimmung des Grundumsatzes im engeren Sinn in einer diagnostisch befriedigenden Weise der von zentralnervösen Einflüssen unabhängige Ruhenüchternumsatz gewonnen wird und daß im mer eines der Bilder vorliegt, die in Abb. 40 dargestellt sind.

Man könnte nun einwenden, es sei zwar durch diese Untersuchungsreihe bewiesen worden, daß hohe Grundumsatzsteigerungen bei Thyreotoxikosen ohne Erhöhung des Muskeltonus vorkommen können, es sei aber doch nicht ausgeschlossen, daß die Grundumsatzsteigerungen, die allein auf eine Muskeltonuserhöhung zurückgeführt wurden, auch auf dem Boden einer Schilddrüsenüberfunktion zustande kämen; man hätte in dieser Untersuchungsreihe einfach in diesen Fällen die klinische Differentialdiagnose zugunsten der vegetativen Neurosen entschieden, weil man den Modellversuchen analoge Verhältnisse vorgefunden hätte und daher von der extrathyreoidalen, emotionalen Genese der Tonussteigerung überzeugt gewesen wäre. Dieser mögliche Einwand ist aus der Versuchsreihe selbst nicht zu entkräften.

Wir hatten nun aber parallel zu dieser Versuchsreihe das Umsatz- und Tonusverhältnis bei einer Patientin gemessen, bei der eine Unterfunktion der Schilddrüse vorlag und die mit Thyroxininjektion behandelt wurde.

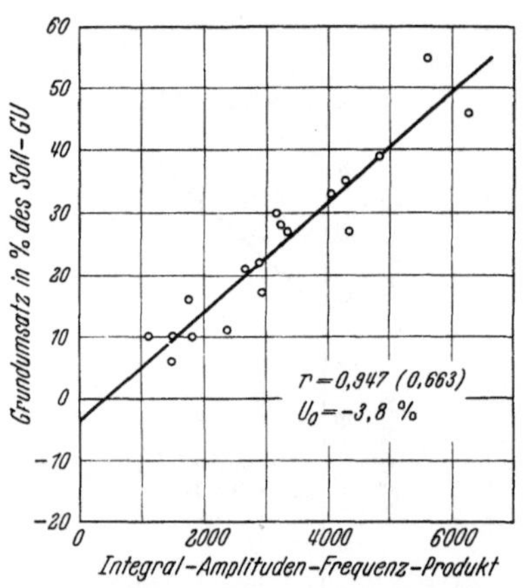

Abb. 39. Grundumsatz- und Muskeltonusverhalten bei einem Patienten mit vegetativer Neurose. Die verschiedenen Meßpunkte wurden während eines Zeitraumes von mehreren Monaten gewonnen, zeigten aber auch jeweils an einem Versuchstag erhebliche Schwankungen. Der Grundumsatz im engeren Sinn liegt bei --3,8%. (Nach v. EIFF u. JESDINSKY, Klin.Wschr. 1954, 317)

Während der Behandlung stieg der Umsatz um fast 30%, ohne daß eine Zunahme des Muskeltonus festgestellt werden konnte. Dieser Fall sprach auch dafür, daß das Schilddrüsenhormon selbst ohne Einfluß auf den Muskeltonus ist. Schon 1922 hatten Aub und Mitarbeiter dieselbe Beobachtung gemacht, als sie bei kombinierten Umsatz- und Muskeltonusmessungen an Katzen feststellen, daß Verabreichung von Thyroxin eine Stoffwechselsteigerung hervorrief, die nicht von einer Erhöhung des Muskeltonus begleitet war.

Zu einer sicheren Klärung der Frage der diagnostischen Treffsicherheit des Grundumsatzes im engeren Sinn konnte man aber nur gelangen, wenn zum Vergleich nicht nur die klinische Diagnose, sondern auch eine bereits erprobte diagnostische Methode ganz anderer Art herangezogen wurde. Dies war in einer Versuchsreihe der Fall, bei der verschiedene Grundumsatzmessungen mit der Berechnung des Grundumsatzes im engeren Sinn und mit Radiojoduntersuchungen verglichen wurden. Die Radiojoduntersuchungen wurden von W. Fitting ausgeführt.

In dieser Versuchsreihe (Fitting u. v. Eiff 1956) wurden miteinander verschiedene Diagnosen verglichen, die jeweils nur auf

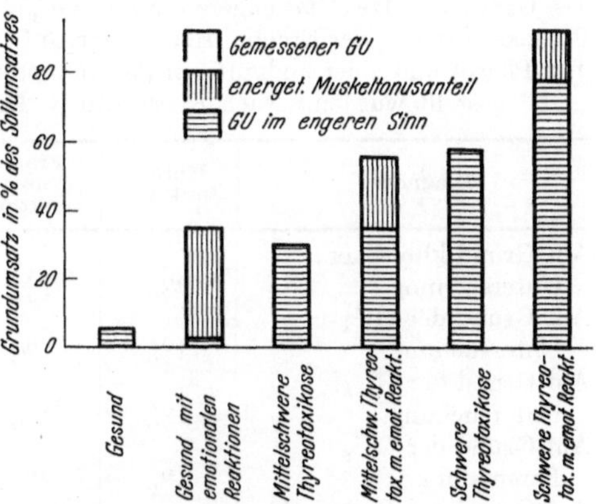

Abb. 40. Möglichkeiten des Verhaltens des Grundumsatzes im engeren Sinn bei verschiedenen Funktionszuständen der Schilddrüse. (Nach Martini, Dtsch. med. Wschr. 1955, 1625)

Grund einer Art von Untersuchungsmethode gestellt wurden, und zwar

1. Diagnose nach der klinischen Untersuchung,

2. Diagnose nach der Grundumsatzroutineuntersuchung der Klinik (Gerät nach Knipping): GU_I,

3. Diagnose nach unserer Grundumsatzbestimmung, ohne Berücksichtigung des synchron gemessenen Muskeltonus: GU_{II},

4. Diagnose nach der Berechnung des Grundumsatzes im engeren Sinn: GU_0,

5. Diagnose nach der Radiojoduntersuchung, unter Berücksichtigung der Ergebnisse der anorganischen J^{131}-Phase und der organischen J^{131}-Phase.

Schließlich wurde eine 6. Gruppe mit endgültiger Diagnose gebildet, die die gesamte klinische und Laboratoriums-Diagnostik berücksichtigte.

Das Krankenmaterial wurde von beiden Untersuchern unabhängig voneinander erfaßt und nicht ausgewählt. Diese Untersuchungsreihe erstreckte sich auf die ersten 115 gemeinsam untersuchten stationären Patienten; statistisch berechnet wurden aber nur die Untersuchungen von 100 Patienten, weil bei 15 Patienten von vornherein eine der verwandten Untersuchungsmethoden (meistens die Radiojoduntersuchung infolge Vorbehandlung) auf bekannte Weise in ihrem diagnostischen Wert gestört war. Bei 3 Patienten wurden gemeinsame Untersuchungen zu

Tabelle 2. *Prozentuale Verteilung der Diagnosen,*
die auf Grund der klinischen Untersuchung, der klinischen Routineuntersuchung des Grundumsatzes (GU_I), längerdauernder Grundumsatzbestimmungen (GU_{II}), des Grundumsatzes im engeren Sinn (GU_0), der Radiojoduntersuchung (unter Berücksichtigung der Ergebnisse der anorganischen J^{131}-Phase und der organischen J^{131}-Phase) und einer endgültigen Beurteilung unter Auswertung aller Ergebnisse, gestellt wurden. (Nach FITTING u. v. EIFF, Klin. Wschr. **1956**, 486)

Diagnose	Unter-funktion	Fragl. Unter-funktion	Normale Funktion	Fragl. Über-funktion	Über-funktion
Auf Grund klinischer Untersuchung	2%	1%	20,5%	35%	41,5%
Auf Grund der GU_I-Untersuchung	1%	2%	19,5%	11,5%	66%
Auf Grund der GU_{II}-Untersuchung	1%	4%	28%	11%	56%
Auf Grund der GU_0-Berechnung	1%	4%	47,5%	4%	43,5%
Auf Grund der Radiojod-untersuchung	4%	0%	50,5%	4%	41,5%
Endgültige Diagnose	2%	2%	48,5%	7%	40,5%

verschiedenem Zeitpunkt durchgeführt, so daß insgesamt 103 Untersuchungen ausgewertet werden konnten.

Tabelle 2 stellte die Diagnose der 6 Gruppen gegenüber. Die Verbesserung der diagnostischen Treffsicherheit bei den GU_{II}-Messsungen gegenüber den GU_I-Messungen beruht nicht auf unterschiedlich exakten Messungen (die GU_I-Messungen wurden von einem sehr zuverlässigen und erfahrenen Laboranten durchgeführt), sondern auf der längeren Dauer der GU_{II}-Messungen; das verwandte Gerät spielte hierbei nur insofern eine Rolle, als ein Gerät, wie das von Hartmann & Braun, die Analyse des Sauerstoffs, der Kohlensäure und des Atemminutenvolumens erlaubt und so leichter Unregelmäßigkeiten der Atmung erkennen läßt.

Man erkennt ferner, daß, ähnlich wie in der 1. Versuchsreihe, eine größere Zahl von fraglichen Überfunktionszuständen durch die Berechnung des Grundumsatzes im engeren Sinn als Euthyreosen diagnostiziert wurden, was hier nun meistens im Einklang mit den Ergebnissen der Radiojoduntersuchungen stand.

Bei der endgültigen Diagnose wurden von den 48,5% Patienten mit Normalfunktion 27% als vegetative Neurosen bezeichnet. Diese Zahl entspricht ungefähr der Differenz, die sich bei der Diagnose „Normalfunktion" zwischen GU_I und GU_0 ergab.

Auf Grund dieses gesamten Materials errechnete sich eine diagnostische Treffsicherheit von 71% für die klinische Diagnose, von 70% für die exakte routinemäßige Grundumsatzbestimmung der Klinik, von 78,5% für die Grundumsatzbestimmung bei Messungen von längerer Dauer, bei denen vor allem auf die Konstanz der Atmung geachtet wurde, von 94% für die Berechnung des Grundumsatzes im engeren Sinn und von 95% für den kombinierten anorganischen und organischen Radiojodtest.

Ist bei dieser Gegenüberstellung der Fortschritt, den die Einführung des Grundumsatzes im engeren Sinn gegenüber den gewöhnlichen Grundumsatzbestimmungen besitzt, schon offenkundig, so wird dieser noch deutlicher erkennbar, wenn man aus dem gesamten Material die 53 Patienten wegläßt, bei denen von vornherein kein Zweifel an der Diagnose bestand und bei denen auch von vornherein die verschiedenen Grundumsatzbestimmungen nicht so stark differierten.

Bei diesen restlichen 47 Patienten stimmte die klinische Diagnose mit der endgültigen Diagnose nur in 40%, der GU_I in 44%, der GU_{II} in 60% und der GU_0 sowie die zusammenfassende Beurteilung des Radiojodtestes in jeweils 90% überein.

Wenn in der 1. Versuchsreihe über den diagnostischen Wert des Grundumsatzes im engeren Sinn festgestellt wurde, daß sich klinische Diagnose und Ergebnisse des Grundumsatzes im engeren Sinn nicht sicher widersprachen, so kann man nach der 2. Versuchsreihe sagen, daß die neue Methode, die zwar noch eine Reihe ungelöster Probleme in sich birgt, doch schon einen solchen praktischen Wert besitzt, daß sie gegenüber der Methode, die bisher als die zuverlässigste angesehen wurde, nämlich der Radiojoduntersuchung der Schilddrüse, in der diagnostischen Treffsicherheit als ebenbürtig gelten muß. Dies bedeutet allerdings nicht, daß eine dieser beiden Methoden die andere ersetzen kann, da sie ganz verschiedene Angriffspunkte des Schilddrüsenstoffwechsels erfassen.

VII. Der differentialdiagnostische Wert einzelner Stoffwechsel- und Kreislaufgrößen

Im vorigen Kapitel wurde gezeigt, wie in den Fällen, in denen klinisch manche Symptome eine Überfunktion der Schilddrüse wahrscheinlich machten, in denen aber eindeutige Zeichen der Überfunktion fehlten, die Diagnose auf Grund der Untersuchung am Krankenbett nicht einmal die Hälfte der Fälle mit der Diagnose übereinstimmt, die neben der klinischen Untersuchung auch alle diagnostischen Hilfsmittel berücksichtigte. Auch CLAUSER betonte soeben (1955), daß sich unter 100 Patienten, die der HEILMEYERschen Klinik unter der Verdachtsdiagnose Hyperthyreose zur Grundumsatzbestimmung überwiesen wurden, nur 4 echte Hyperthyreosen befanden.

Wir wollen nun untersuchen, welche diagnostische Treffsicherheit durch die eingehenden Analysen, die, wie dargestellt, bei dem größten

Tabelle 3. *Durchschnittliches Verhalten von Atemminutenvolumen, Pulsfrequenz, Kerntemperatur und Blutdruckamplitude bei Stoffwechselgesunden, Patienten mit vegetativer Neurose und Patienten mit Thyreotoxikose*

	AMV	Puls	Kerntemp.	RR-Amplit.
Stoffwechselgesunde	5,42 ($\pm$0,20)	74,2 ($\pm$1,8)	36,51 ($\pm$0,07)	47,0 ($\pm$3,2)
Veget. Neurose	6,27 ($\pm$0,40)	76,6 ($\pm$2,6)	36,66 ($\pm$0,10)	48,8 ($\pm$3,1)
Thyreotoxikose	6,82 ($\pm$0,20)	88,8 ($\pm$2,0)	36,77 ($\pm$0,06)	60,1 ($\pm$2,5)

Teil der untersuchten Patienten zu einem sicheren Urteil über die Schilddrüsenfunktion führten, für einzelne Stoffwechsel- und Kreislaufgrößen berechnet werden kann.

Von den 91 Patienten, bei denen die Diagnose gesichert werden konnte. waren bei 75 neben den Stoffwechselgrößen des Grundumsatzes auch Kerntemperaturen, Pulsfrequenz und Blutdruckamplitude gemessen worden. Bei diesen 75 Patienten, die sich aus 22 Stoffwechselgesunden, 16 vegetativen Neurosen und 37 Thyreotoxikosen zusammensetzten, habe ich nun statistisch untersucht, ob dem Puls, der Blutdruckamplitude, der Kerntemperatur, dem Atemminutenvolumen oder der prozentualen O_2-Ausnutzung der Ventilation eine spezifische Bedeutung in der differentialdiagnostischen Abgrenzung vegetativer Neurosen (womit die Zustände psychischer Übererregbarkeit gemeint sind, die klinisch wie Hyperthyreosen imponieren, aber einen normalen Grundumsatz im engeren Sinn und einen normalen Hormonjodspiegel bei dem Radiojodtest aufweisen) von Stoffwechselgesunden und Thyreotoxikosen zukommt.

Tabelle 3 gibt die Ergebnisse dieser statistischen Berechnung wieder Man sieht: die vegetative Neurose steht mit ihren Werten zwischen denjenigen von Stoffwechselgesunden und Thyreotoxikosen. Dies erklärt auch, warum die klinische Diagnose solche Schwierigkeiten machen kann.

Die statistische Berechnung ergibt weiterhin, daß sich keines dieser Merkmale bei vegetativen Neurosen signifikant von den Werten bei Stoffwechselgesunden unterscheidet.

Dagegen erweist sich die Pulsfrequenzerhöhung als ein signifikant spezifisches Zeichen für die Thyreotoxikosen; beim Vergleich mit Stoffwechselgesunden ist $t = 5{,}372$ und beim Vergleich mit den vegetativen

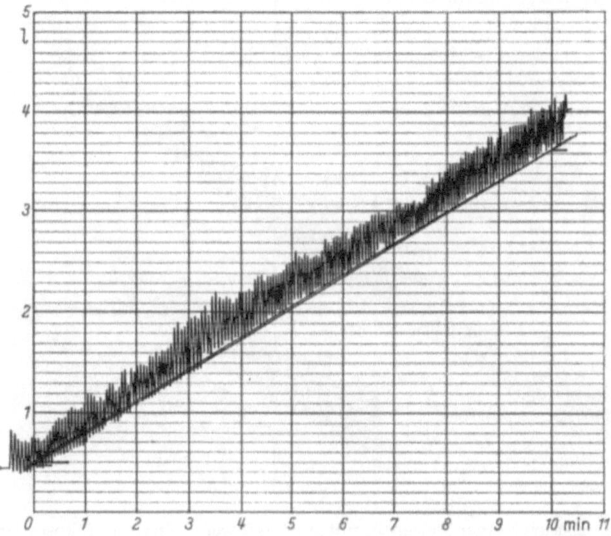

Abb. 41. Atmungskurve einer Patientin mit schwerer Neurose (Grundumsatz $+62\%$)

Neurosen $t = 3{,}693$; d. h.: sowohl gegen Stoffwechselgesunde wie gegen vegetative Neurosen grenzt sich die Pulsfrequenz von Thyreotoxikosen signifikant ab.

An zweiter Stelle steht mit etwas geringerer Signifikanz die große Blutdruckamplitudenspanne; beim Vergleich der Thyreotoxikosen mit Stoffwechselgesunden ist $t = 3{,}199$ und beim Vergleich mit den vegetativen Neurosen $t = 2{,}867$ (nur dieser Wert erreicht nicht ganz die 3 σ-Signifikanz; die Wahrscheinlichkeit eines echten Unterschiedes beträgt aber doch noch 99%).

Die anderen Größen sind für die Thyreotoxikosen nicht spezifisch. Zwar findet sich beim Vergleich der Kerntemperatur bei einem $t = 2{,}492$ noch mit 98% Wahrscheinlichkeit eine echte Erhöhung gegenüber Stoffwechselgesunden, da aber t gegenüber vegetativen Neurosen nur 0,9 beträgt, ist dieses Symptom differentialdiagnostisch nicht zu verwerten.

Es war, im Gegensatz zu früheren Anschauungen, auch nicht möglich, die Analyse der bei der Grundumsatzmessung geschriebenen Atmungskurve, hinsichtlich Frequenz und Zackenhöhe, als ein brauchbares differentialdiagnostisches Kriterium anzusehen. In den Abb. 41 und 42 sind als Beispiele die Atmungskurven von 2 Patientinnen dargestellt, die beide fast die gleiche Umsatzsteigerung (von etwas über 60%) aufweisen. Die Atmungskurve der Abb. 41 stammt von einer Patientin mit schwerer Neurose, normalem Grundumsatz im engeren Sinn und normalem Radio-

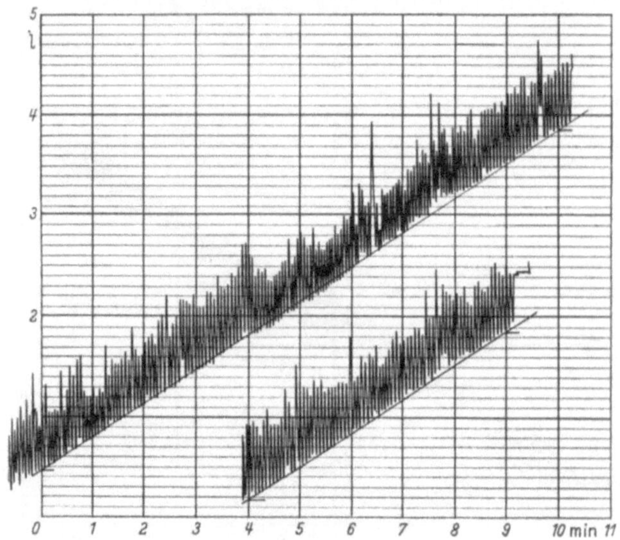

Abb. 42. Atmungskurve einer Patientin mit mittelschwerer Thyreotoxikose (Grundumsatz + 61%)

jodtest; die andere, etwas unruhige Atmungskurve (Abb. 42) stammt von einer Patientin mit gesicherter Thyreotoxikose.

Die Ergebnisse dieser statistischen Auswertungen erlauben bei entsprechendem klinischem Bild, bei einer längeren Beobachtung einer Pulsfrequenz von über 90 und einer Blutdruckamplitude über 60, mit großer Wahrscheinlichkeit eine Schilddrüsenüberfunktion anzunehmen und weitere Spezialuntersuchungen vornehmen zu lassen.

VIII. Elektromyointegrator,
ein Gerät zur quantitativen Erfassung des Muskeltonus

In den vorherigen Abschnitten wurde gezeigt, daß der Muskeltonus die emotional-affektiven Reaktionen spiegelt. Auf Grund jahrelanger Beobachtungen halten wir das quantitative Muskeltonusverhalten für den feinsten Indicator affektiver Reaktionen, der bereits als objektives

Kriterium wahrnehmbar sein kann, wenn sich noch keine Atem-, Puls-
und Blutdruckänderungen nachweisen lassen. Der Stärke der Muskeltonuserhöhung entspricht die Intensität der affektiven Reaktionen.

Das Bedürfnis nach einer Apparatur, die das quantitative Verhalten des
Muskeltonus mißt, entsprach daher einmal dem Wunsche nach einer objektiven, naturwissenschaftlich auswertbaren Messung emotionaler Reaktionen. Andererseits war schon bei der numerischen Auswertung des Muskeltonus dessen Rolle bei emotional bedingten Steigerungen des Energieumsatzes offenkundig geworden. Das Messen des Muskeltonus mit einer
Apparatur versprach nicht nur eine sehr große zeitliche Erleichterung —
während einer 5 min-Messung bei geistiger Arbeit wurden oft 50 Tonus-
aufnahmen in der Art des oben
gezeigten Beispiels (Abb. 26) aufgenommen, die alle ausgezählt
werden mußten —, sondern auch,
wie wir bereits oben darlegten,
eine Verminderung der bisher un-
vermeidlichen Fehler bei der Erfassung und Auswertung des
Muskeltonus.

Vor allem kam es darauf an,
ein Gerät zu entwickeln, das die
simultane Erfassung der Muskelaktionsströme einer größeren Zahl
von Ableitungsstellen erlaubte,
ohne daß dabei EKG-Potentiale
mitgemessen wurden.

Bei Dr. STEPHAN, „Elektro-
physik Bonn", wurde ein Gerät entwickelt, das diesen Forderungen
genügt (v. EIFF u. MEYER-EPPLER) und das bei Prüfung der einzelnen
Kanäle eine sehr gute Übereinstimmung mit den Ergebnissen der numerischen Methode zeigt.

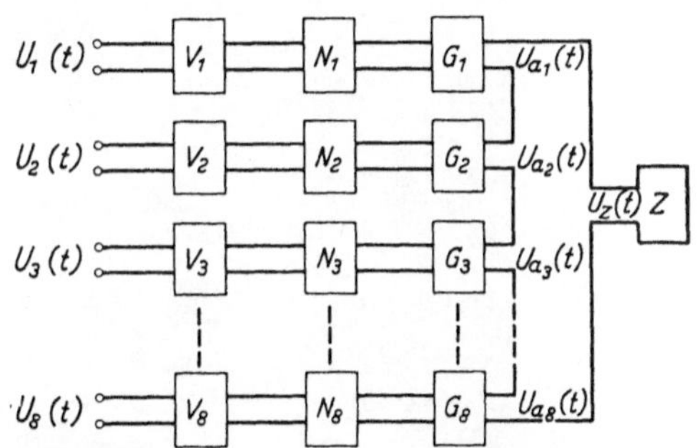

Abb. 43. Funktionsschema des Elektromyointegrators. U (t) von der Zeit abhängige
Aktionsspannungen. V Gegentaktverstärker.
N Nicht linearer Verzerrer. G Glättungsglied.
$Ua(t)$ Ausgangsspannungen. Z Zähler. (Nach
v. EIFF u. MEYER-EPPLER, Klin. Wschr.
1956, 484)

Das Funktionsschema dieses Gerätes „Elektromyointegrator" ist in
Abb. 43 wiedergegeben. Die gleichzeitig abgeleiteten, von der Zeit t abhängigen Aktionsspannungen U_1 (t) bis U_8 (t) werden getrennten Gegen-
taktverstärkern V_1 bis V_8 zugeführt. Auf jeden Verstärker folgt ein
nicht linearer Verzerrer (N_1—N_8) mit quadratischer Charakteristik und
ein, wie ein frequenzmäßiger Tiefpaß wirkendes Glättungsglied (G_1—G_8).
Ausgangsseitig sind diese Glättungsglieder in Serie geschaltet; dies hat
zur Folge, daß die an ihnen auftretenden Ausgangsspannungen U_{a1} (t)
— U_{a8} (t) sich linear superponieren. Mithin ergibt sich eine Summenspannung

$$U_z(t) = \sum_{n=1}^{8} U_{a_n}(t).$$

Das Zeitintegral über diese Summenspannung

$$W(t_0, T) = \int\limits_{t_0}^{t_0 + T} U_z(t)\, d\,t$$

ist dann die aus den 8 Aktionsspannungen abgeleitete charakteristische Größe, das Myointegral (bei der numerischen Auswertung war diese Größe, auf eine Sekunde bezogen, integrales Amplitudenfrequenzprodukt genannt worden). Bei dem Gerät kann die Integrationszeit T beliebig

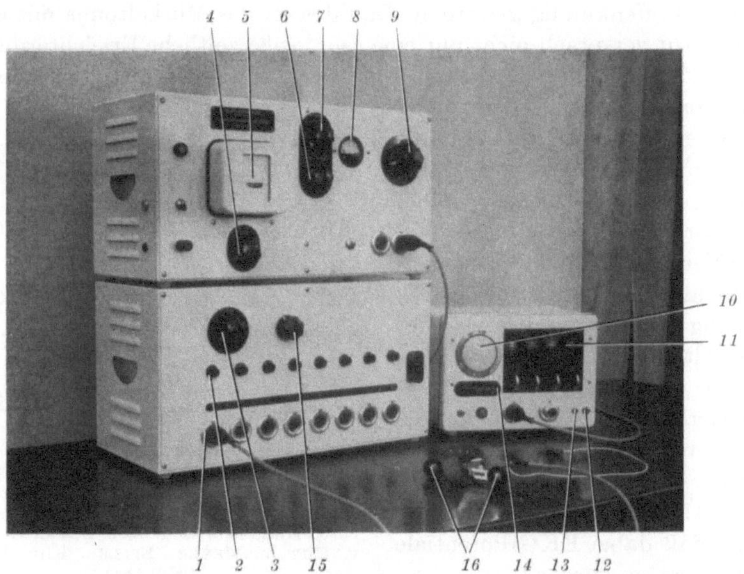

Abb. 44. Äußeres des Elektromyointegrators. (Nach v. EIFF u. MEYER-EPPLER, Klin. Wschr. **1956,** 484)

1 Anschlußbuchsen für Elektroden. *2* Abschaltkontakte für nichtbenutzte Elektroden. *3* Eichwähler für die einzelnen Ableitungen. *4* Nullabgleich Integrator. *5* Integrator. *6* Wahlschalter zur oszillographischen Darstellung der einzelnen Ableitungspotentiale. *7* Empfindlichkeitswähler 1—300 μV. *8* Aussteuerungsmesser für die Summenspannung. *9* Ableitungswähler. *10* Kathodenstrahlröhre. *11* Zählwerk. *12* Zählwerk-Start-Stoppschalter. *13* Zählwerk Nullstellung. *14* Kippfrequenzregler. *15* Eichspannungswähler 20 und 100 μV 50 Hz. *16* Bipolare Elektrode

gewählt und somit zum Beispiel der Dauer einer Grundumsatzmessung angepaßt werden. Das Myointegral wird mit Hilfe eines elektronischen Zählers Z berechnet und an einem vierstelligen dekadischen Zählwerk angezeigt. Zwischen dem Myointegralwert/min und dem IAF besteht ein nahezu linearer Zusammenhang, wie wir in Eichversuchen fanden (v. EIFF u. BUSCHER, nicht veröffentlicht), und zwar ist das IAF in μV/sec 50mal so groß wie der Myointegralwert pro min.

Abb. 44 bringt eine Fotographie des Gerätes; es wird dabei auf die verschiedenen äußerlich erkennbaren Konstruktionselemente hingewiesen.

IX. Zur klinisch-therapeutischen Forschung

In den vorausgehenden Abschnitten wurden die Möglichkeiten der experimentellen Forschung aufgezeigt, die sich bei der Bearbeitung des Problems „Psyche und Stoffwechsel" ergeben.

An einem Beispiel soll zum Schluß demonstriert werden, wie die Kriterien, die im Einleitungskapitel herausgestellt wurden, am Krankenbett Anwendung finden können.

Es wurde hierfür eine Erkrankung gewählt, in der der Energiestoffwechsel indirekt psychisch beeinflußt werden konnte. Im Gegensatz zu experimentellen Untersuchungen, die die augenblickliche Wirkung emotionaler Reaktionen auf den Stoffwechsel prüfen, kann bei einem chronischen Krankheitsverlauf der psychische Einfluß in zweierlei Weise auf den Stoffwechsel wirksam werden,

1. in der Weise wie bei den experimentellen Untersuchungen, also entweder durch wiederholte Beeinflussungen im Sinne der Stoffwechselsenkung (z. B. Hypnosebehandlung von vegetativen Neurosen) oder durch wiederholte Beeinflussungen im Sinne der Stoffwechselsteigerung (z. B. Suggestionsbehandlung eines erhöhten Muskeltonus und Energieumsatzes bei Fettsüchtigen),

2. indirekt durch psychische Beeinflussung des Triebes Appetit, im Sinne der Steigerung oder Verminderung, wobei durch die damit verbundenen Gewichtsänderungen auch Änderungen des Stoffwechsels auftreten, die nicht nur mit dem veränderten Sollgrundumsatz zusammenhängen, sondern z. T. über die Schilddrüse ablaufen (z. B. die Grundumsatzerniedrigungen bei Magersüchtigen).

Am 16. 10. 1953 wurde die 30jährige Patientin Y. K. aus Luxemburg in die Medizinische Universitätsklinik Bonn eingeliefert. Die Angehörigen berichten, daß der Hausarzt von der Möglichkeit gesprochen hatte, daß die Patientin nicht mehr lebend die deutsche Grenze erreichen könnte.

Von der Patientin, die apathisch im Bett lag, waren bei der Aufnahme nur spärliche Auskünfte zu erlangen. Seit 1948 stehe sie wegen Gewichtsabnahme in dauernder ärztlicher Behandlung und mehrere Male sei sie deswegen in Luxemburg im Krankenhaus und 1952 auch in Paris in der Universitätsklinik stationär behandelt worden. Dort sei eine Cortisonbehandlung eingeleitet worden. Während der letzten 12 Monate sei eine Gewichtsabnahme von 33 auf 30 kg erfolgt. Sie hätte viel Übelkeit, Brechreiz, Schwindel, Schwäche — besonders in den Beinen —, Krämpfe in den Fingern und Zehen; die Kopfhaare seien stark ausgefallen, während sie einen vermehrten Haarwuchs im Gesicht und ein Abbrechen der Zähne bemerkt hätte.

Bei der klinischen Untersuchung der 30jährigen, viel älter aussehenden, 1,61 cm großen, 30,8 kg schweren Patientin war der erste Eindruck, die Frau bestehe nur aus „Haut und Knochen". Ein Fettpolster war nur spärlich nachzuweisen, die Muskulatur war hochgradig atrophisch und die Haut gelb-bräunlich, trocken und ohne Turgor. Achselbehaarung war sehr stark, Schambehaarung mäßig stark gelichtet. Im Gesicht war eine stärkere Lanugobehaarung nachzuweisen.

Die Zähne waren gläsern, durchscheinend, an manchen Stellen abgebrochen (s. Abb. 46). Die Schilddrüse war nicht vergrößert. Die Thoraxorgane waren perkutorisch und auskultatorisch unauffällig, es bestand eine Hypotonie von 90/65 mm Hg. Die Leber war perkutorisch verkleinert. Sonst ergab die klinische Untersuchung keine Besonderheiten.

Bei der neurologischen Untersuchung war die grobe Kraft beiderseits gleichmäßig erheblich herabgesetzt; die Eigenreflexe waren nur sehr schwach auslösbar; die Fremdreflexe, mit Ausnahme der Bauchdeckenreflexe, waren normal auslösbar; pathologisch-neurologische Zeichen fanden sich nicht. Der Augenhintergrund war völlig normal.

Bei der gynäkologischen Untersuchung fand sich ein vollkommen atrophisches Genitale.

Röntgenologisch stellte sich ein steilgestelltes, kleines Herz dar; das Elektrokardiogramm wich nicht sicher von der Norm ab.

Die Blutsenkung war mit 23/52 mm nach Westergreen erhöht. Es fand sich eine Anämie von 2,96 Mill. Erythrocyten und 9,6 g Hämoglobin. Der Eisen- und Kupferspiegel im Serum waren mit 130 bzw. 144 γ normal. Das weiße Blutbild befand sich mit 4700 Leukocyten und unauffälligem Differentialbild im Bereich der Norm. Die Elektrophorese ergab mit 7,8 g-% ein normales Gesamteiweiß, die α_2-Globuline waren mit 12,2% erhöht, die γ-Globuline mit 13,4% an der unteren Grenze der Norm.

Es fand sich eine erhebliche Erhöhung der harnpflichtigen Substanzen im Serum, mit einem Rest-N von 123,2 mg-%, einer Harnsäure von 9,49 mg-% und einem Xanthoproteinwert von 44. Bei einem Kaliumwert von 13,4 mg-% war der Calciumspiegel von 9,5 mg-% nicht erniedrigt.

Der Grundumsatz im engeren Sinn war mit —34% eindeutig außerhalb der normalen Streubreite erniedrigt. Die Körpertemperatur war nicht erniedrigt.

Röntgenologisch stellten sich ein normaler Knochenbefund des Schädels und ein hinsichtlich Kontur und Größe unverdächtiger Sellabefund dar; auch die Brust- und Lendenwirbelsäule ergab einen normalen Knochenbefund. Das intravenöse Pyelogramm wich nicht von der Norm ab. Die röntgenologische Untersuchung des Magens ergab eine Ptose, aber einen sonst völlig normalen Befund.

Beim VOLHARDschen Versuch bestand fast eine Isosthenurie bei einer Konzentrationsfähigkeit von 1012 und einer Verdünnungsfähigkeit von 1010.

Die 17-Ketosteroide im Harn waren mit 10,3 mg Tagesausscheidung bei der angewandten Methode (Modifikation nach ZIMMERMANN) normal.

Zur Prüfung der vegetativen Regulation wurden durchgeführt

1. Staub-Traugott (Verlauf der Blutzuckerkurve während 2maliger peroraler Gabe von 50 g Traubenzucker).

2. Insulin-Test (Verlauf der Blutzuckerkurve nach intravenöser Injektion von 4,5 E Alt-Insulin).

3. Spezifisch-dynamische Eiweißwirkung des Energieumsatzes.

Sämtliche Funktionsprüfungen ergaben Werte, die innerhalb der normalen Streubreite liegen.

Hiernach bestand Verdacht, daß bei der Patientin eine Anorexia nervosa vorlag. Denn bei gründlicher Untersuchung fand sich kein Anhalt für eine Erkrankung, die die Magersucht erklärt hätte. Gerade die extreme Abmagerung sprach zudem nach den Erfahrungen in der Literatur für eine primär psychogene Magersucht. Auf jeden Fall war der Versuch einer Psychotherapie bei dem Scheitern der bisherigen therapeutischen Maßnahmen gerechtfertigt.

Bei der langen, ärztlich überwachten Vorgeschichte war eine stationäre klinische Vorbeobachtungszeit von 35 Tagen ausreichend. Während dieser Zeit wurde jeder über das Maß, d. h. die offiziellen Visiten hinausgehende ärztliche Kontakt mit der Patientin vermieden. Es wurden auch nach dem Aufnahmetag keine anamnestischen Fragen mehr während der ersten 35 Tage an die Patientin gestellt. Die Therapie bestand in ausreichender Flüssigkeitszufuhr, täglichen Gaben von Vitamin B und C und Ernährung mit der Duodenalsonde, die aber wegen starker Oberbauchbeschwerden nach 10 Tagen abgebrochen werden mußte.

Am Ende der 35tägigen Vorbeobachtung betrug das Körpergewicht 30,0 kg, lag also 800 g unter dem Ausgangsgewicht. Die Blutsenkung hatte sich mit 8/17 mm n. W. normalisiert. Die harnpflichtigen Substanzen im Serum hatten sich, mit Ausnahme der Harnsäure, völlig zur Norm zurückgebildet: Rest-N 28,0 mg-%, Xanthoprotein 20,0; Harnsäure 4,36 mg-%. Eine Isosthenurie bestand nicht mehr, doch war die Konzentrationsfähigkeit mit 1016 noch erheblich, die Verdünnungsfähigkeit mit 1004 noch mäßig eingeschränkt. Das rote Blutbild zeigte keinerlei Besserung gegenüber den Ausgangswerten; im weißen Blutbild fiel ein Anstieg von 1175 auf 1875 Lymphocyten auf. Der Blutdruck war unverändert hypoton. Abb. 45 zeigt die Patientin in der Mitte der Vorbeobachtungszeit.

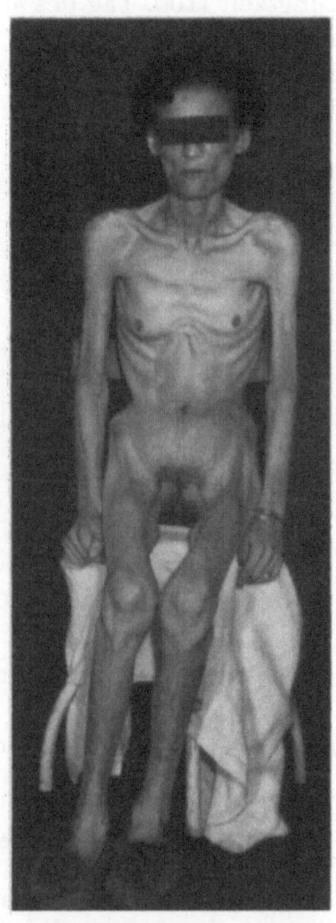

Abb. 45. Aussehen einer 30-jährigen Patientin mit wahrscheinlicher Anorexia nervosa vor spychotherapeutischer Behandlung

Dieser Vorbeobachtungszeit schloß sich eine 145tägige psychotherapeutische Behandlungszeit an; die äußeren Bedingungen für die Patientin blieben gleich; sie lag weiterhin im selben mehrbettigen Krankenzimmer. Die täglichen Gaben von Vitamin B und C wurden als einziges Medikament beibehalten. Nur waren verschiedentlich Salyrgan-Injektionen notwendig — in Abb. 47 jeweils mit Pfeil kenntlich gemacht —, um die im Verlaufe dieser Zeit neben der echten Gewichtszunahme auch auftretenden Wasserretentionen zu erfassen, damit nicht Wasseransammlungen als echte Gewichtszunahmen registriert wurden.

Bei dem primitiven Wesen der Patientin war von vornherein die Durchführung einer Analyse allein nicht erfolgversprechend. Die Psychotherapie bestand daher vom 1. bis 65. Tag der therapeutischen Beobachtungszeit (100. Tag des stationären Aufenthaltes (s. Abb. 47) in 26 Hypnosen mit Appetitsuggestionen, danach nur noch in Analyse, besonders im Zusammenhang mit Thematic Apperception Tests von MURRAY und biographischer Anamnese.

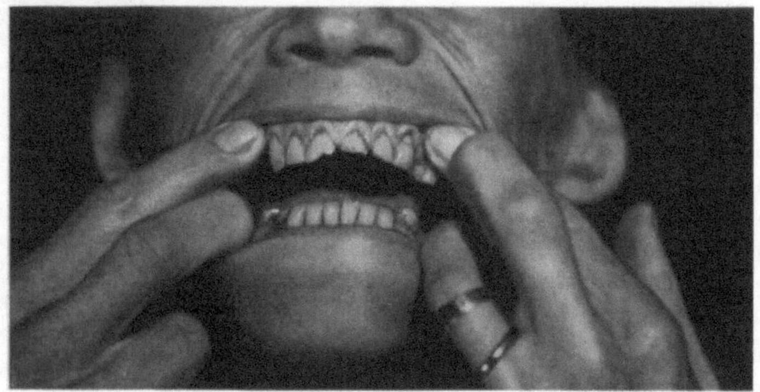

Abb. 46. Die Zähne der Patientin von Abb. 45

Aus der Anamnese der Patientin erscheint folgendes erwähnenswert:

Die Mutter der Patientin, heute 64 Jahre alt, leidet seit dem 40. Lebensjahr an häufigen epileptischen Anfällen. Die Patientin bildete sich nach der Volksschule als Näherin aus; später verdiente sie sich als Hausangestellte Geld, gab aber nach 10 Monaten auch diese Tätigkeit auf und arbeitete dann in einer Fabrik.

1942 absolvierte die Patientin ihre Arbeitsdienstzeit ohne Schwierigkeiten. Die bis dahin normale Periode blieb während dieser Zeit, wie bei vielen Mädchen, völlig aus, sie war aber auch im Anschluß an den Arbeitsdienst unregelmäßig, so daß die Patientin deswegen ärztlich behandelt wurde.

Nach der Rückkehr vom Arbeitsdienst war die Patientin wieder als Näherin tätig. 1948 heiratete sie. Das junge Paar wohnte bei dem Vater des Ehemannes. Das Verhältnis der jungen Frau zum Schwiegervater, der häufig betrunken war, gestaltete sich von Anfang an sehr schwierig. Sein Verhalten, vor allem auch bei Tisch, habe bei der Patientin ein immer stärkeres Übelkeitsgefühl hervorgerufen, so daß sie allmählich keinen Bissen mehr herunter bekommen habe. Ihr Ekelgefühl erstreckte sich auch auf den sexuellen Bereich ihrer Ehe. Einige Wochen nach der Hochzeit habe sie angefangen abzunehmen. Während der ersten 4 Monate der Ehe traten die Menses noch regelmäßig, ohne medikamentöse Unterstützung, auf; dann kam die Menstruation noch einige Monate nur nach Hormoninjektionen; schließlich waren auch diese Einspritzungen ohne Erfolg, und seit 1949 war keine Regelblutung mehr aufgetreten. Die Libido sei seit 2 Jahren völlig erloschen. Die Patientin stand seit 1948 wegen ihrer langsamen, aber gleichmäßigen Gewichtsabnahme — bei der

Hochzeit hatte sie 45 kg gewogen — laufend in ärztlicher, teils stationärer, teils ambulanter Behandlung.

Der psychodiagnostische Szondi-Test (1947), der wie ein naturwissenschaftliches Experiment gehandhabt und berechnet werden kann, ergab folgendes (s. Tabelle 4).

Tabelle 4. *Tendenzspannungstabelle. Ergebnissse des psychodiagnostischen Szonditestes der Patientin der Abb. 45*

	S		P		Sch		C	
	h	s	e	hy	k	p	d	m
$\Sigma 0$		1	1	2	4	2	1	3
$\Sigma \pm$	1		2				1	1

1. Prozentuale Symptomreaktion % Sy.R $= 23{,}8$

2. Tendenzspannungsquotient $\dfrac{\Sigma\,0}{\Sigma\,\pm} = 2{,}8$

3. Triebformel a) abgekürzte: $\dfrac{ko,\ mo}{h+,\ s-}$

         b) vollständige:

symptomatische	$ko,\ mo$
submanifeste	$e\pm,\ hyo$
sublatente	$d+,\ p-$
Wurzelfaktoren	$h+,\ s-$

4. Latenzproportionen $\dfrac{Sch\,p-}{2} : \dfrac{C\,d+}{2} : \dfrac{P\,hy-}{1} : \dfrac{S}{0}$.

Die Deutung des Szondi-Testes allerdings muß so lange noch als subjektiv gelten, bis die Deutungen an einem großen Material statistisch bewiesen sind. Aus der Deutung wird daher für den vorliegenden Fall mit Vorbehalt folgendes wiedergegeben:

Keine der 4 Triebklassen (Sexual-, Entladungs-, Ich-, Kontakttrieb) bevorzugt ausgeprägt. Die verschiedentlich auftretende Quantumspannung der Tendenz *Sch p*— weist auf eine schicksalhaft und vererbungsgemäß relativ starke Anlage hin, die den Charakter der Person prägt, ebenso ihre Stärke bedeuten wie ihre Gefahr sein kann, nämlich eine zu große Bescheidenheit, ev. Minderwertigkeitsgefühle oder sogar Selbstquälerei; ferner muß man eine Abwehr der eigenen Verantwortung und Abwälzung von Schuldgefühlen auf andere annehmen. Das Bild *Sch k*— *p*—, das häufiger wiederkehrt und maskiert auch im Hintergrund auftaucht, spricht dafür, daß das Entscheiden in der Umwelt und auch der Aufbau einer eigenen Welt fehlen.

Die psychischen Veränderungen der Patientin beschränkten sich nicht auf mangelhaften Nahrungstrieb und Ekel gegen Nahrung, sondern betrafen auch eine nach Angaben des Ehemannes vor 4 Jahren noch nicht bestandene Lügenhaftigkeit und Ungezogenheiten gegen die Schwestern. Manche Verhaltensweisen berührten das Psychotische, wie Verstecken von z. T. angebissenen Nahrungsmitteln im Bett und im Schrank und Verstecken der Faeces im Papierkorb, um Obstipation vorzutäuschen und so Abführmittel verordnet zu bekommen.

In der ersten Zeit der psychotherapeutischen Behandlung traten nach etwas größeren Nahrungsaufnahmen öfter kolikartige Oberbauchbeschwerden auf, die dann in Hypnose wegsuggeriert wurden und später auch nicht wiederkehrten.

Unter der psychotherapeutischen Behandlung kam es nun zu einem stetigen Gewichtsanstieg bis zum 83. Tag der Behandlungszeit, dem 118. Tag der Beobachtung (Abb. 47). In den letzten 62 Tagen war das Gewicht nicht mehr angestiegen; es lag um 3 kg unter dem Gewicht, das die Patientin vor Beginn ihrer Erkrankung gemessen hatte, und zeigte infolge von wechselnden Ödembildungen stärkere Schwankungen; bei

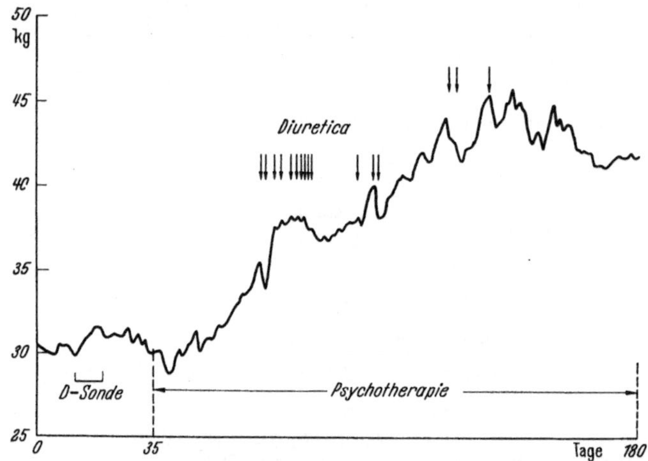

Abb. 47. Gewichtskurve in der Vorbeobachtungszeit und während der psychotherapeutischen Behandlung der Patientin der Abb. 45

42 kg Gewicht hatte die Patientin keine feststellbaren Wasserretentionen. Das Gewicht am Entlassungstag betrug 41,7 kg; die Patientin hatte also während der Behandlungsphase 11,7 kg zugenommen. Das Aussehen der Patientin veränderte sich während dieser Zeit erstaunlich, wie Abb. 48, kurz vor Ende der Psychotherapie aufgenommen, zeigt. Am 6. 3. 1954 trat die erste Regelblutung seit fast 5 Jahren auf (es hatte keinerlei entsprechende Behandlung, auch nicht physikalischer Art, stattgefunden).

Die Blutsenkung betrug 5/12 mm nach Westergreen, das rote Blutbild hatte sich auf 12,9 g Hämoglobin und 3,8 Mill. Erythrocyten gebessert; gegen Ende der Behandlung bestand mit 61% eine ausgesprochene Lymphocytose (absolut 2500 Lymphocyten). Der Grundumsatz im engeren Sinn betrug nur noch —9%. Der Blutdruck war mit 120/75 mmHg normalisiert. Die in der Vorbeobachtungszeit bereits einsetzende Normalisierung der Nierenfunktionsproben zeigte während der Psychotherapie die gleiche Tendenz der Besserung wie in der Vorbeobachtungszeit; die

Patientin hatte zum Schluß wieder eine normale Konzentrationsfähigkeit von 1029.

Die Lanugo-Behaarung im Gesicht war verschwunden, die Achsel- und Schambehaarung waren stärker geworden.

Gegen unseren ausdrücklichen Rat brach die Patientin am 17. 4. 1954 die Behandlung ab. Der Hausarzt wurde in Kenntnis gesetzt, daß wir trotz des psychotherapeutischen Erfolges, einerseits wegen des Abbruchs der noch weiterhin notwendigen psychotherapeutischen Behandlung, die auch ambulant wegen der großen Entfernung nicht weitergeführt werden konnte, und andererseits wegen der charakterlichen Fehlentwicklung der Patientin die Prognose als dubiös ansähen.

Die Patientin wurde dann am 17. 7. 1954 vom Hausarzt erneut in die hiesige Klinik eingeliefert, wo sie bis zum 11. 10. 1954 stationär behandelt wurde. Bei der Aufnahme war das Gewicht wieder auf 33,8 kg abgesunken; es bestand wieder eine Hypotonie von 95/70 und der Rest-N war wieder auf 49,3 mg-% angestiegen. Das rote Blutbild war gegenüber der Entlassung unverändert, die Lymphocyten waren relativ auf 16% und auch absolut, trotz Anstiegs der Gesamtleukocyten, von 2500, im März vor der Entlassung, auf 1064 gesunken.

Eine psychotherapeutische Behandlung konnte nicht durchgeführt werden, da der betreffende Arzt während dieser Zeitspanne hierfür nicht zur Verfügung stand. Die Patientin wurde mit Infusionen, Traubenzucker, Vitamin B und C nnd Wunschkost behandelt. Während der fast 3monatigen stationären Behandlung kam es zu keinen größeren Gewichtsveränderungen; bei der Entlassung betrug das Körpergewicht 32,5 kg, lag also 1,3 kg unter dem Ausgangsgewicht. Auch die Hypotonie bestand un-

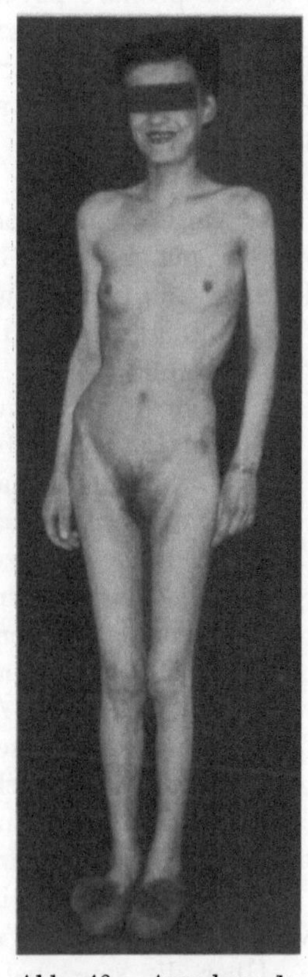

Abb. 48. Aussehen der Patientin der Abb. 45 nach psychotherapeutischer Behandlung

verändert; lediglich der Rest-N hatte sich wieder völlig normalisiert.

Im April 1955 erfuhren wir von dem Ehemann, daß die Patientin im Januar 1955 nach einer weiteren Verschlechterung ihres Befindens und extremer Gewichtsabnahme — sie habe die letzten 3 Wochen ihres Lebens nur noch Wasser zu sich genommen und geraucht und habe die letzten 3 Tage die Augenlider vor Schwäche nicht mehr heben können — zu Hause gestorben sei. Der Ehemann erteilte uns zwar die Erlaubnis zur

Exhumierung, doch wurde diese nach Rücksprache mit dem Pathologischen Institut der Universität Bonn für eine Klärung des uns interessierenden Befundes des Gehirns und der innersektorischen Drüsen für zwecklos gehalten und unterblieb deshalb.

Epikritisch ist festzustellen:

Da keine Obduktion stattfand, ist eine sichere Diagnose unmöglich. Für eine primäre psychogene Magersucht sprechen folgende Symptome (HENI 1951, 1952; PETERSEN 1953; SHEEHAN 1937, 1939; BRULL 1952; BENEDETTI 1951; ESCAMILLA 1942 und LISSER; FARGUHARSON 1950; PERKINS und RYNEARSON 1952; DECOURT u. MICHARD 1949; JORES 1955):

1. Der Beginn der Erkrankung im zeitlichen Zusammenhang mit neuen Umwelteinflüssen, die eine psychische Belastung darstellten; kein Zusammenhang mit Geburt, schwerem akutem Blutverlust, Infektion, Intoxikation oder traumatischer Einwirkung.

2. Kein klinischer Hinweis für Tumor; normale Sella, normaler Augenhintergrund.

3. Die Anorexie, von Anfang an als Hauptsymptom.

4. Die extreme Abmagerung.

5. Die Lanugobehaarung im Gesicht.

6. Die fehlende Lichtung der Augenbrauen.

7. Die relativ kurze Dauer der Erkrankung bis zum Tode.

8. Die Magen-Darmspasmen.

9. Fehlen der Überempfindlichkeit gegen Insulin.

10. Keine verminderte 17-Ketosteroid-Ausscheidung.

11. Die frühzeitige Amenorrhoe.

12. Die starken psychischen Veränderungen und die abnormen Essensgewohnheiten (heimliches Essen).

13. Die Familien-Anamnese (Mutter ist Epileptikerin) und die Angabe, daß die Patientin schon immer stark untergewichtig war.

Für die Annahme einer schweren depressiven Psychose mit Nahrungsverweigerung ergaben sich keine sicheren Hinweise.

Über die sonst bei der primär psychogenen Magersucht gefundenen Störungen gehen im vorliegenden Fall folgende Symptome hinaus:

1. die stärkere Anämie,

2. die erhebliche Grundumsatzsenkung (allerdings von ESCAMILLA u. LISSER bei der primär psychogenen Magersucht in dieser Höhe beschrieben).

Manche Autoren (s. JORES 1955) würden die bei dieser Patientin vorhandene starke Reduktion der körperlichen Leistungsfähigkeit, die auch, relativ gesehen, vorhanden war, als Symptom ansehen, das nicht für eine primär psychogene Magersucht spricht, da sich nach ihren Erfahrungen, auch bei starken Abmagerungen, die Kranken wenig müde fühlen und ohne weiteres kurzdauernd auch schwere körperliche Leistungen vollbringen können. Es ist aber doch denkbar, daß die auch von BENEDETTI bei einer sehr sorgfältig untersuchten Kranken mit primär psychogener Magersucht gefundene Antriebslosigkeit und Affektarmut eine echte Körperschwäche, wie bei Nebenniereninsuffizienz, vortäuschen kann.

Die mangelhafte Achsel- und Schambehaarung wird zwar vor allem bei der Simmondsschen Krankheit beschrieben, spricht aber nicht sicher gegen eine primär psychogene Magersucht. Die anderen Symptome des Aussehens, der Zähne, der Haut, des Blutdrucks und der Libido werden sowohl dem Simmondsschen Syndrom wie der primär psychogenen Magersucht zugesprochen.

Die Störungen der Nierenfunktionsproben sehen wir als ein extrarenales Nierensyndrom infolge Wasserverarmung an, das sich ja auch bereits nach entsprechender Flüssigkeitszufuhr weitgehend besserte.

Anamnese und Befund, unter Berücksichtigung aller diagnostischen Hilfsmittel, sprechen daher mit größerer Wahrscheinlichkeit für eine primär psychogene Magersucht.

Eine Simmondssche Erkrankung, also eine Vorderlappeninsuffizienz bei mindestens $^2/_3$ Ausfall der Hypophyse, ist vor allem wegen der normalen 17-Ketosteroid-Ausscheidung nicht wahrscheinlich.

Ohne Obduktion kann aber die Möglichkeit eines organischen Prozesses im Gebiet des Hypothalamus nicht verneint werden.

Im Rahmen dieser Arbeit interessiert nun vor allem die Frage, ob der Psychotherapie in diesem einen Fall ein beweisbarer Effekt auf das Krankheitsgeschehen zugesprochen werden kann.

An einem vorübergehenden psychotherapeutischen Erfolg, der sich allerdings auf die Zeit der durchgeführten Psychotherapie beschränkte, besteht nun bei dieser Patientin kein Zweifel. Das Merkmal, auf das sich unser therapeutisches Urteil am sichersten stützen kann, das Körpergewicht, wurde nämlich in einer ausreichenden Vorbeobachtungszeit, zu der der ärztlich kontrollierte Verlauf während einiger Jahre hinzuzurechnen ist, und sogar, wenn auch unbeabsichtigt, in einer zweiten Phase beobachtet, die allerdings keine echte Nachbeobachtungszeit darstellt, weil die Patientin inzwischen einige Monate zu Hause war, die aber doch als Kontrollperiode zu verwerten ist.

Mitursachen, die in der therapeutischen Beobachtungszeit einen zusätzlichen Einfluß auf den Appetit gegenüber der Vorbereitungszeit hätten haben können, sind nicht vorhanden. An der Güte des hier zum Vergleich herangezogenen Hauptkriteriums kann daher kein Zweifel bestehen, da das Körpergewicht während des gesamten stationären Aufenthaltes täglich auf derselben Waage von derselben zuverlässigen Schwester gemessen wurde.

Sowohl in der Vorbeobachtungszeit wie in der 2. Kontrollperiode schwankten die Gewichtswerte lediglich um einen Mittelwert. In der Beobachtungszeit der therapeutischen Prüfung dagegen bestand bis zu einer Grenze, die etwa 3 kg unter dem Gewicht vor dem Beginn der Erkrankung lag, eine kontinuierliche Gewichtszunahme, die in ihrem eindeutigen Verhalten eine mathematisch-statistische Behandlung überflüssig macht, vor allem deshalb, weil in der Vorbeobachtungszeit (mit Ausnahme der Tage der Sondenernährung) und in der 2. Kontrollperiode gar keine Tendenz des Gewichtsanstieges erkennbar ist, so daß größere, das therapeutische Urteil störende Diskrepanzen in der geschätzten und errechneten Richtung des Kurvenverlaufes nicht möglich sind.

Diese Phase des Gewichtsanstieges betraf den ganzen Zeitabschnitt der Hypnosebehandlung und nur 18 Tage der psychotherapeutischen Behandlung ohne Hypnose, während in 62 Tagen dieser 2. Phase psychotherapeutischer Behandlung kein echter Gewichtsanstieg mehr zu verzeichnen war. Bewiesen ist daher im vorliegenden Fall nur der therapeutische Erfolg der hypnotischen Appetitsuggestionen, zumal wir nicht wissen, wieviel Tage die Wirkung der Suggestionen anhielt (auch in der Hypnosephase waren ja nicht täglich hypnotische Suggestionen erteilt worden).

Andere Kriterien von geringerer Beweiskraft sind:

1. das spontane Auftreten der Menstruationsblutung nach Amenorrhoe (wobei HENI auf Grund seiner Erfahrungen darauf hinweist, daß die 1. Periodenblutung bei der primär psychogenen Magersucht dem sonstigen therapeutischen Erfolg nachhinkt).

2. Der Anstieg des Grundumsatzes im engeren Sinn von sicher pathologischen Werten auf einen zwar noch gering unter dem Sollwert, aber doch im Normalbereich liegenden Wert.

3. Die Besserung der Anämie.

4. Der Anstieg des Blutdruckes.

Ein Kriterium von besonderem Wert ist auch die fotografisch festgehaltene Verjüngung der Patientin während der Beobachtungszeit.

Es wurde also bei Frau K. zweifellos ein vorübergehender psychotherapeutischer Erfolg erzielt; insgesamt allerdings war dieser Erfolg bedeutungslos und konnte nicht den letalen Ausgang des Krankheitsgeschehens verhindern, wobei freilich nicht feststeht, ob dies gelungen wäre, wenn die Möglichkeit einer Weiterführung der psychotherapeutischen Behandlung bestanden hätte. Denn es wird ja immer wieder in der Literatur darauf hingewiesen, daß meistens eine erfolgreiche organische Behandlung dieser Erkrankung wiederholte stationäre Aufenthalte mit jeweils neuen Behandlungsphasen erforderte, bis ein endgültiger Erfolg zu verzeichnen war. Der Verlauf der Erkrankung dieser Patientin spricht also an sich nicht dagegen, daß die Psychotherapie, in Form der Hypnosebehandlung, einer erfolgreichen organischen Behandlung, z. B. mit Nebennieren-Präparaten, gleichwertig sein kann, allerdings unter der Voraussetzung, daß es sich hierbei um gleiche Arten der Erkrankung handelt.

Offensichtlich sind im vorliegenden Fall sämtliche Krankheitssymptome der Patientin Folgen der primären Anorexie mit resultierender Gewichtsabnahme und Kachexie. Eine Reihe von Untersuchungen sprechen dafür, daß der Hunger ein Stammhirnsymptom darstellt (s. EBBECKE 1955). Andererseits wurden auch bei dem Sheehan-Syndrom z. T. ausgedehnte entzündliche und degenerative Veränderungen im Hypothalamus, besonders im Kerngebiet des Nucleus supraopticus gefunden (GALLAVAN u. STEEGMANN 1937, WADSWORTH u. McKEON 1941. Es ist daher durchaus denkbar, daß auch bei einem organischen Ausfall bestimmter Stammhirnbezirke mit resultierender Appetitlosigkeit die hypnotisch erzeugten Suggestionen von normalem Appetit den Ausfall dieses Triebes, wenigstens für eine Zeitlang, kompensieren und damit über eine Gewichtszunahme zu einer Besserung aller Krankheitssymptome führen können.

Der erwiesene psychotherapeutische Erfolg erlaubt also nicht, als diagnosis ex iuvantibus eine primär psychogene Magersucht als gesichert anzunehmen.

Diese Krankengeschichte kann zunächst einmal als ein Beispiel gelten, das den Weg weist, den eine Forschung beschreiten muß, der es um die Klärung der Wirksamkeit psychotherapeutischer Maßnahmen geht. Wenn so allmählich ein großes ausgewertetes Material von Krankengeschichten zusammengetragen wird, wird die Frage beantwortet werden können, ob und wann bei bestimmten Erkrankungen psychotherapeutische Maßnahmen als Methode der Wahl anzusprechen sind.

Im Rahmen unserer Problemstellung zeigt zudem der vorliegende Fall, daß eine psychische Beeinflussung des Stoffwechsels auf verschiedene Weise möglich ist und daß der Versuch lohnenswert erscheint, die im Experiment nachgewiesene Möglichkeit der psychischen Beeinflussung des Energiestoffwechsels auch hinsichtlich der therapeutischen Wirksamkeit kritisch zu untersuchen.

Zusammenfassung

Die vorliegenden Untersuchungen galten der Klärung eines Problems, das in der Physiologie des Wärmehaushaltes und in der pathologischen Anatomie und Physiologie der hypophysär-hypothalamischen Krankheiten Interesse beansprucht, nämlich die Abhängigkeit des Energiestoffwechsels von geistig-psychischen Vorgängen. Diese psychosomatische

Fragestellung wurde, so gut wie möglich, nach naturwissenschaftlicher Methode bearbeitet.

Versuche an gesunden Versuchspersonen konnten als Modellversuche für Untersuchungen an Patienten angesehen werden. Die Modellversuche klärten zunächst die Frage, ob der Energiestoffwechsel auch psychisch beeinflußbar ist, und andererseits brachten sie wesentliche Erkenntnisse über den Mechanismus psychogener Stoffwechselbeeinflussungen.

Der Energiestoffwechsel kann psychisch sowohl im Sinne der Senkung wie auch im Sinne der Steigerung beeinflußt werden. Statistisch gesicherte Senkungen des Energiestoffwechsels werden beobachtet, wenn man Menschen ohne psychische Störungen *hypnotische Ruhesuggestionen* gibt. Es läßt sich andererseits zeigen, daß signifikante Stoffwechselsenkungen gegenüber völlig normalen Ausgangswerten bei Behaglichkeitstemperatur und in Kälte als objektive Kriterien der hypnotischen Beeinflussung angesehen werden können.

Bei entsprechender Stärke führen *emotional-affektive Reaktionen* und Wille zur Leistung zu signifikanten Stoffwechselsteigerungen. Andere geistig-psychische Verhaltensweisen, wie intuitives Erfassen eines Denkgegenstandes und kontemplative Haltung, beeinflussen den Energiestoffwechsel nicht, sofern die vergleichenden Ruhenüchternwerte nicht von der Norm abweichen.

Die *Höhe des Ruhenüchternumsatzes* spielt überhaupt bei Untersuchungen über die Wirkung geistig-psychischer Tätigkeit auf den Energiestoffwechsel eine Rolle, weil man bei höheren Ruhenüchternumsätzen nicht schilddrüsenkranker Menschen mit hoher Wahrscheinlichkeit kompensatorische Stoffwechselsenkungen annehmen muß.

Zu den geistig-psychischen Vorgängen, deren Einfluß auf den Wärmehaushalt nachgewiesen wurde, gehört auch das *Zeitbewußtsein*. Zukünftigen Untersuchungen bleibt es vorbehalten zu klären, ob diese Erkenntnis nur von theoretischem Interesse ist. (Vielleicht ist es möglich, durch suggestive Täuschung des Zeitbewußtseins auch therapeutische Vorteile zu erlangen, indem sonst nächtlich auftretende Krankheitskrisen auf den Tag verschoben werden.)

Der *Mechanismus von psychogenen Stoffwechselsenkungen* auf Werte, die sogar außerhalb der Gaußschen Normalverteilung gesunder Menschen liegen können, wurde experimentell noch nicht geklärt. Dagegen wurde der *Ablauf der psychogenen Stoffwechselsteigerungen* zum großen Teil durch die gleichzeitige Registrierung und Auswertung des reflektorischen Muskeltonus offenkundig. Es sind allerdings weitere Untersuchungen notwendig, um die Größenordnung des Anteils von Muskeltonus und evtl. anderen Faktoren an den psychogenen Stoffwechselsteigerungen genau angeben zu können.

Dieselben Verhältnisse wie in den Modellversuchen, in denen geistig-psychische Tätigkeit experimentell angeregt wurde, findet man bei gewöhnlichen Grundumsatzuntersuchungen von Patienten mit vegetativer Neurose und endogener Psychose. Die Stärke der zum Zeitpunkt der Stoffwechselmessung bestehenden emotional-affektiven Reaktionen ist für das Verhalten von reflektorischem Muskeltonus und Ruhenüchternumsatz von großer Bedeutung. Bei solchen Patienten, bei denen Muskeltonuserhöhungen während der Ruhenüchternumsätze bestehen, werden im Grunde genommen Leistungsumsätze gewonnen, die sich aus dem eigentlichen Grundumsatz, also dem Energieumsatz, der die Standardbedingungen erfüllt, und dem durch die psychischen Muskelkontraktionen bedingten Energiemehrverbrauch zusammensetzen. Andererseits haben weder das Schilddrüsenhormon noch andere außerhalb der psychischen Beeinflussung vorkommende extrathyreoidale Faktoren, die den Energieumsatz steigern, einen nachweisbaren Einfluß auf den Muskeltonus.

Es wurde daher der Begriff „*Grundumsatz im engeren Sinn*" eingeführt, der einen Energieumsatz darstellt, dessen Wert nicht durch erhöhten Muskeltonus oder Hyperventilation beeinflußt ist. Der „Grundumsatz im engeren Sinn" ist somit der Energieumsatz, bei dem auch die Standardbedingung der psychischen Ruhe voll erfüllt ist. Die Differenz des Grundumsatzes im engeren Sinn zum gemessenen Umsatz ist, sofern durch Muskeltonus bedingt, durch die Stärke der vorhandenen emotional-affektiven Reaktion gegeben. Der diagnostische Wert eines Grundumsatzes kommt erst durch die Einengung auf den „engeren Sinn" voll zur Geltung. Ein Umsatz, der in *Narkose* gemessen wird, hat auch eine hohe diagnostische Treffsicherheit, wenn auch keine mit der rechnerischen Reduktion ganz identische Verhältnisse vorliegen.

Auf der anderen Seite hat man die Möglichkeit, den Ablauf von Affekten im Verlaufe einer Erkrankung exakt zu kontrollieren, indem man die Differenz zwischen berechnetem Grundumsatz im engeren Sinn und gemessenen Grundumsatz laufend beobachtet.

Nicht nur für die Diagnostik sind solche Erkenntnisse wertvoll. Die Möglichkeit einer psychischen Beeinflussung des Energiestoffwechsels kann auch therapeutisch genutzt werden, wie an einem Beispiel gezeigt wurde.

Der *Beweis* für die Wirksamkeit *eines psychotherapeutischen Erfolges* hat sich dabei nach denselben strengen Kriterien zu richten, die auch für den Nachweis sonstiger therapeutischer Wirksamkeiten maßgebend sind.

Literatur

ALEXANDER, F.: Psychosomatische Medizin, Grundlagen und Anwendungsgebiete. Berlin 1951. — ALEXANDROW, I. S.: Material zum Studium des Einflusses der Muskelarbeit auf die Tätigkeit des Gehirns beim Hund. Phys. J. UdSSR 12, 527 (1929). — ALTSCHULE, M.: Physiologic physiology of neurosis. New England J. Med. 251, 476 (1954). — ANTOGNETTI, L.: I distiroidisni secondari. Torino: Le tireopatie, vol. I Checchini Ed. 1951. — ASCHOFF, J.: Zeitgeber der 24 Std-Periodik. Verh. der 4. Konf. der intern. Ges. für biol. Rhythmusforschung. Acta med. scand. (Stockh.) Suppl. 307, 4, 50 (1955). — AUB, J. C., E. M. BRIGHT and J. URIDIL: Studies upon the mechanism of the increased metabolism in hyperthyroidism. Amer. J. Physiol. 61, 300 (1922).

BALLEY, P., G. v. BONIN and W. S. McCULLOCH: The isocortex of the chimpanzes. The University of Illinois Press 1950. — BALLEY, P. and W. H. SWEET: Effects on respiration, blood pressure and gastric motility of stimulation of orbital surface of frontal lobe. J. of Neurophysiol. 3, 276 (1940). — BANSI, H. W.: Thyreotoxikosen und antithyreoidale Substanzen. Stuttgart: G. Thieme 1951. — Krankheiten der Schilddrüse. Handb. d. inn. Med. 7, 457 (1955). — BARTELS, E. C.: Grundumsatz und Plasmacholesterin als Hilfe zum klinischen Studium. Studium der Schilddrüsenerkrankungen. J. Clin. Endocrin. 10, 1126 (1950). — BAZETT, H. C. and J. B. S. HALDANE: Effects of hot baths on man. J. of Physiol. 55, 4 (1922). — BAZETT, H. C., J. C. SCOTT, M. E. MAXFIELD and M. D. BLITHE: Effects of baths at different temperatures on oxygen exchanges and on the circulation. Amer. J. Physiol. 119, 93 (1937). — BENEDETTI, G.: Zur Kenntnis der Fett- und Magersucht. Untersuchungen aus dem Grenzgebiet zwischen Psychopath. und Endokrinol. Schweiz. med. Wschr. 1950, 1129. — BERGEL, N. A.: Thyrotoxicosis following electric convulsive treatment. Amer. J. Psychiatry 108, 839 (1952). — BERGSON: Zeit und Freiheit. Jena 1900. — BERKSON, J. and A. BOOTHBY: Studies of the energy of metabolism of normal individuals. A comparison of the estimation of basal metabolism from (1) a linear formula and (2) "surface area". Amer. J. Physiol. 116, 485 (1936). — BERKSON, J. and W. M. BOOTHBY: Studies of the energy of metabolism of normal individuals. Amer. J. Physiol. 121, 669 (1938). — BILLS, A. G.: The influence of muscular tension on the efficiency of mental work. Amer. J. Psychol. 38, 227 (1927). — BLALOCK u. MASON: 1936, Hund ohne Narkose. Aus OPITZ, E., u. M. SCHNEIDER: Über die Sauerstoffversorgung des Gehirns und den Mechanismus von Mangelwirkungen. Erg. Physiol. 46, 126 (1950). — BLOM, P. S., J. TERPSTRA and A. QUERIDO: Influences disturbing examination of the thyroid with the aid of radioactive iodine. Nederl. Tijdschr. Geneesk 1954, 842. — BOCK, A. V., D. B. DILL and H. T. EDWARDS: Lactic acid in the blood of resting man. J. Clin. Invest. 775 (1932). — BONATI, B., A. SALVI, G. B. RANCATI e M. PEDRELLI: Psicosi e tiroide. Comportamento della jodoprotidemia e colesterolemia nei malati di mente e loro modificazioni dopo elettroshock coma insulinico, leucotomia prefrontale ed ipnoterapia. Fol. endocrinol. (Pisa) 8, 321 (1955). — BONDY, PH. K. and M. A. HAAGEWOOD: Effects of stress and cortisone on plasma protein-bound iodine and thyroxine metabolism in rates. Proc. Soc. Exper. Biol. and Med. 81, 328 (1952). — BOOTHBY, W. M.: Endocrinology 5, 1 (1921) (zit. bei H. KÜCHMEISTER: „Klin. Funktionsdiagnostik", Thieme 1956). — Absence of apnea after forced breathing. J. of Physiol. 45, 328 (1922). — BOOTHBY, W. M., J. BERKSON and H. L. DUNN: Studies of the energy of metabolism of normal individuals: A standard for basal metabolism, with a monogram for clinical application. Amer. J. Physiol. 116, 468 (1936). — BORNSTEIN, A.: Beeinflussung des Grundumsatzes bei Morbus Basedow durch Schlafmittel. Dtsch. med. Wschr. 1930, 642. — Einfluß von Schlafmitteln auf den

Grundumsatz beim Basedow. Dtsch. med. Wschr. **1930**, 1861. — BORNSTEIN, A. u. K. HOLM: Über den Einfluß von Schlafmitteln auf den normalen und auf den pathologisch erhöhten Grundumsatz. Z. exper. Med. **53**, 451 (1926). — BOUTWELL, J. H., C. J. FARMER and A. C. IVY: Acid-base balance before and during repeated exposure to altitude, or to hypoxia, and hyperventilation. J. Appl. Physiol. 381 (1949/50). — BRASSFIELD, C. R. and V. G. BEHRMANN: Correlation of the p_H of arterial blood and urine as affected by changes in pulmonary ventilation. Amer. J. Physiol. **132**, 272 (1941). — BRENDEL, W., E. KOPPERMANN u. R. THAUER: Der respiratorische Stoffwechsel in Narkose. Pflügers Arch. **259**, 177 (1954). — BRONK, D. W.: The influence of circulation on the activity of nerve cells. Proc. Assoc. Res. Nerv. a. Ment. Dis. 18, 298 (1938). — BRONK, D. W., M. G. LARRABEE and J. B. GAYLOR: The effects of circulatory arrest on oxygen lack on synaptic transmission in a sympathetic ganglion. J. Cellul. a. Comp. Physiol. **31**, 193 (1948). — BRONK, D. W., M. G. LARRABEE and P. W. DAVIES: The rate of oxygen consumption in localized regions of the nervous system: in presynaptic endings and in cell bodies. Federat. Proc. 5, 11 (1945). — BROWN, E. B. jr., G. S. CAMPBELL, J. O. ELAM, F. GOLLAN, A. HEMINGWAY and M. B. VISSCHER: Electrolyte changes with chronic passive hyperventilation in man. J. Appl. Physiol. 1, 848 (1949). — BROWN, E. B., jr., G. S. CAMPBELL, M. N. JOHNSON, A. HEMINGWAY and M. B. VISSCHER: Changes in response to inhalation of CO_2 before and after 24 hours of hyperventilation in man. J. Appl. Physiol. 1, 333 (1948). — BROWN, E. B. jr., A. HEMINGWAY and M. B. VISSCHER: Arterial blood p_H and pCO_2 changes in response to CO_2 inhalation after 24 hours of passive hyperventilation. J. Appl. Physiol. 2, 544 (1950). — BROWN-GRANT K., G. W. HARRIS and S. REICHLIN: The effect of emotional and physical stress on thyroid activity in the rabbit. J. of Physiol. **126**, 29 (1954). — BRULL, L.: Syndromes pseudo-hypophysaires. Rev. méd. Liége 5, 433 (1950). — BÜCHNER, F.: Grundsätzliches zur psychosomatischen Medizin. Med. Klin. **1952**, 269, 301. — BURNUM, J. F., J. B. HICKAM and H. D. MCINTOSH: The effect of hypocapnia on the arterial blood pressure. Circulation (New York) 9, 89 (1954).

CASSANO, C. e L. BASCHIERI: Disordini neuroendocrini extratiroidei nella fisiopatologia e nella clinica delle tireopatie. Le Tireopatie vol. III. Torino: Checchini Ed. 1954. — CAJORI, F. A., C. Y. CROUTER and R. PEMBERTON: Effect of therapeutic application of external heat on acid-base equilibrium of the body. J. of Biol. Chem. **57**, 217 (1923). — CHRISTIAN, P.: Die funktionelle Bedeutung der Hirnrinde für die Kreislaufregulation. Arch. Kreislaufforsch. **21**, 174 (1954). — CHRISTIAN, P., P. MOHR u. W. ULMER: Das nervöse Atmungssyndrom bei Vegetativ-Labilen. Arch. klin. Med. **201**, 702 (1955). — CLAUSER, G.: Vortrag bei der 3. Lindauer Psychotherapiewoche 1952. Thieme 1953. — Pseudoendokrinopathien als Folge organischer Hirnläsionen. Acta neurovegetativa (Wien) **12**, 214 (1955). — COHEN, M. E. and P. D. WHITE: Life situations, emotions and neurocirculatory asthenia (Anxiety neurosis, neurasthenia effort syndrome). Psychosomatic Med. **13**, 335 (1951). — COLLIP, J. B. and P. L. BACKUS: Effect of prolonged hyperpnoea on CO_2 combining power of the plasma, CO_2 tension of alveolar air and excretion of acid and basic phosphate and ammonia by the kidney. Amer. J. Physiol. **51**, 568 (1920). — COURTS, F. A.: Relations between experimentally induced muscular tension and memorization. J. of Exper. Psychol. **25**, 235 (1939). — CURTIS, G. e F. FERTMAN: Arch. Surg. **54**, 541 (1947); cit. da BONATI e COLL.

DANIEL, R. S.: The distribution of muscular action potentials during maze learning. J. of Exper. Psychol. **24**, 621 (1939). — DAVIES, H. W., J. B. S. HALDANE and E. KENNAWAY: Regulation of the blood's alkalinity. J. of Physiol. **54**, 32 (1920). — DAVIS, R. C.: Patterns of muscular activity during "mental work" and their constancy. J. of Exper. Psychol. **24**, 451 (1939). — DECOURT, J. et J. MICHARD:

Les rapports de l'anorexie mentale et de la maladie de Simmonds. Aperqu historique et position actuelle de problème. Semaine Hôp. **25**, 3343 (1949). — DENNY-BROWN: Interpretation of the electromyogramm. Arch. of Neur. **61**, 99 (1949). — DILL, D. B., J. H. TALBOTT and W. V. CONSOLAZIO: Blood as a physico-chemical system. Man at high altitude. J. of Biol. Chem. **118**, 649 (1937).

EBBECKE, U.: Über die Temperaturempfindungen in ihrer Abhängigkeit von der Hautdurchblutung und von den Reflexzentren. Pflügers Arch. **169**, 395 (1917). — Der Gesichtsreflex des Trigeminus als Wärmeschutzreflex (Wind- und Wetterreflex) des Kopfes. Klin. Wschr. **1944**, 141. — Schüttelfrost in Kälte, Fieber und Affekt. Klin. Wschr. **1948**, 609. — Hunger, Durst, Sättigung, Übelkeit, Ekel von der physischen und psychischen Seite betrachtet. Acta neurol. **10**, 409 (1955). — ECCLES, J. C., B. KATZ and S. W. KUFFLER: Nature of the "endplatte potential" in curarized muscle. J. of Neurophysiol. **4**, 362 (1941). — EHRENWALD, H.: Gibt es einen Zeitsinn? Ein Beitrag zur Psychologie und Hirnpathologie der Zeitauffassung. Klin. Wschr. **1931**, 1481. — EICKHOFF, W.: Schilddrüse und Basedow. Stuttgart: G. Thieme 1949. — Gestalt und Funktion der Schilddrüse im Lichte neuer Erkenntnisse. Verh. Dtsch. Ges. inn. Med. **57**, 74 (1951). — Altes und Neues zum Kropfproblem. Dtsch. med. Wschr. **1951**, 171. — EIFF, A. W. v.: Über die Möglichkeit einer Grundumsatzsenkung durch psychische Beeinflussung. Ärztl. Forschg. **4**, 611 (1950). — Der Einfluß der Hypnose auf Temperaturempfindung und Wärmeregulation. Z. exper. Med. **117**, 261 (1951). — Der Einfluß seelischer Belastungen auf Stoffwechsel und Muskeltonus. Verh. Dtsch. Ges. inn. Med. **58**, 468 (1952). — Das Verhalten mehrerer Körperfunktionen während eines 7tägigen Rhythmusversuches und die Bedeutung des Zeitbewußtseins. Acta med. scand. (Stockh.) **307**, 140 (1955). — Die Bedeutung des emotionalen stress für den Energiestoffwechsel. Rass. Fisiopat. **27**, 111 (1955). — Elektromyographische Untersuchungen bei rheumatischer Arthritis. Vortrag 3. Europ. Kongr. über Rheumatismus (im Druck). — EIFF, A. W. v., E. M. BÖCKHE, H. GÖPFERT, F. PFLEIDERER u. TH. STEFFEN: Die Bedeutung des Zeitbewußtseins für die 24 Std-Rhythmen des erwachsenen Menschen. Z. exper. Med. **120**, 295 (1953). — EIFF, A. W. v. u. H. GÖPFERT: Ausmaß und Ursachen der Energieumsatzveränderungen bei geistiger Arbeit. Z. exper. Med. **120**, 72 (1952). — EIFF, A. W. v., H. GÖPFERT, F. PFLEIDERER u. TH. STEFFEN: Das Verhalten des Muskeltonus und Energiestoffwechsels bei psychologischen Testuntersuchungen. Z. inn. Med. **7**, 830 (1952). — EIFF, A. W. v. u. H. J. JESDINSKY: Die Bestimmung des „Grundumsatzes im engeren Sinn" in der Diagnostik der Thyreotoxikosen. Klin. Wschr. **1954**, 317. — Zur Berechnung des Grundumsatzes bei Stoffwechselbestimmungen mit offenem Respirationssystem. Ärztl. Wschr. **1955**, 31. — EIFF, A. W. v., H. J. JESDINSKY u. H. JÖRGENS: Zur energetischen Bedeutung des Muskeltonus. Pflügers Arch. **263**, 54 (1956). — EIFF, A. W. v., B. LOTTNER, H. GÖPFERT, F. PFLEIDERER u. TH. STEFFEN: Energieumsatz und Muskeltonus bei Psychosen. Dtsch. Arch. f. klin. Med. **199**, 581 (1952). — EIFF, A. W. v. u. W. MEYER-EPPLER: Elektromyointegrator, ein Gerät zur quantitiven Auswertung von Muskelaktionsströmen. Klin. Wschr. **1956**, 484. — EIFF, A. W. v., K. SPOHN, W. GNÜCHTEL u. F. HERTLE: Stoffwechselsenkungen am curarisierten, nicht narkotisierten Menschen. Pflügers Arch. **253**, 283 (1951) — ENKE, H. u. C. GERCKEN: Der seelische Befund bei essentiellen Hypertonikern. Klin. Wschr. **1955**, 551. — ESCAMILLA, R. F.: (2) Testosterone therapy in a male case of hypophyseal cachexia. Clinics (Philadelphia) **1**, 710 (1942). — ESCAMILLA, R. F. and H. LISSER: (1) Simmonds' disease. A clinical study with review of the literature; differentiation from anorexia nervosa by statistical analysis of 595 cases, 101 of which were proved pathologically. J. Clin. Endocrin. **2**, 65 (1942). EWALD, G.: Temperament und Charakter, Mongraphien Neur. **1942**, 41.

FARGUHARSON, R. F.: Simmonds' disease. Springfield: Ch. C. Thomas 1950. — FAZEKAS, J. F., F. B. GRAVES and R. W. ALMAN: The influence of the thyroid on cerebral metabolism. Endocrinology (Springfield, Ill.) **48**, 169 (1951). — FITTING,W. u. A. W. v. EIFF: Über den diagnostischen Wert von Radio-Jod-Test, Grundumsatz und „Grundumsatz im engeren Sinn" für die Beurteilung der Schilddrüsenfunktion. Klin. Wschr. **1956**, 486. — FLECKENSTEIN, A.: Die Biochemie der Muskelerregung. Arch. exper. Path. u. Pharmakol. **228**, 46 (1956). — FOOTE, J. B., D. H. MACKENZIE and N. F. McLAGAN: A comparison of radioactive and metabolic methods of investigating thyroid function. Lancet **1952**, 486. — FOREL, A.: Der Hypnotismus oder die Suggestion und die Psychotherapie. F. Enke 1911. — FRASER R. and B. E. C. NORDIN: The basal metabolic rate during sleep. Lancet **1955**, 532. — FREY, R., H. GÖPFERT u. W. RAULE: Vergleichende Untersuchungen der Wirkungen muskelerschlaffender Mittel auf das Atemzentrum. Der Anaesthesist **1**, 33 (1952). — FRIEDMAN, M.: Funktional cardiovascular disease. Baltimore: Williams a. Wilkins 1947. — FRISCH, K. v.: Die Sonne als Kompaß im Leben der Bienen. Experientia (Basel) **6**, 22 (1950). — Orientierungsvermögen und Sprache der Bienen. Naturwissenschaften **1951**, 105. — Versuche zu der im Richtungsfinden der Vögel enthaltenen Zeitschätzung. Z. Tierpsychol. **11**, 453 (1954).

GALLAVAN, M. and A. T. STEEGMANN: Simmonds' disease (anterior hypophyseal insufficiency). Report of 2 cases with autopsy. Arch. Int. Med. **59**, 865 (1937). — GEBELEIN, H.: Statistische Urteilsbildung. Berlin-Göttingen-Heidelberg: Springer 1951. — GEORGI, F.: Leberstütztherapie bei Stammhirnsyndromen. Arch. Psychol. Z. Neur. **187**, 469 (1952). — GESSLER, H.: (Die Konstanz des Grundumsatzes.) Untersuchungen über die Wärmeregulation. Pflügers Arch. **207**, 370 (1925). — GESSLER, H. u. K. HANSEN: Über die suggestive Beeinflußbarkeit der Wärmeregulation in der Hypnose. Dtsch. Arch. klin. Med. **156**, 352 (1927). — GIBSON, R. B.: The effects of transposition of the daily routine on the rhythm of temperature variation. Amer. J. Med. Sci. **129**, 1048 (1905). — GÖPFERT, H.: Die Aktivität der Muskulatur im sogenannten Ruhezustand. (Über den Zusammenhang von Grundstoffwechsel und Nervensystem.) Verh. Dtsch. Ges. Inn. Med. **56**, 237 (1950). — Die Darstellung von Faseraktionen der ruhenden Muskulatur am Menschen. Pflügers Arch. **256**, 142 (1952). — Physiologische Richtlinien bei Grundumsatzbestimmungen mit offenem System. Hartmann und Braun 1955. — GÖPFERT, H., A. BERNSMEIER u. R. STUFLER: Über die Steigerungen des Energiestoffwechsels und der Muskelinnervation bei geistiger Arbeit. Pflügers Arch. **256**, 304 (1953). — GÖPFERT, H., A. W. v. EIFF u. C. HOWIND: Quantitative Beziehungen zwischen Energiestoffwechsel und reflektorischem Muskeltonus bei der Thermoregulation. Z. exper. Med. **120**, 308 (1953). — GÖPFERT, H. u. H. SCHAEFER: Über den direkt und indirekt erregten Aktionsstrom und die Funktion der motorischen Endplatten. Pflügers Arch. **239**, 597 (1938). — GOLDWYN: The effect of hypnose in basal metabolism. Arch. Int. Med. **45**, 109 (1930). — GOLLWITZER-MEIER, K.: Beiträge zur Wärmeregulation auf Grund von Bäderwirkungen. Klin. Wschr. **1937**, 1418. — GRAFE, E.: Der Stoffwechsel bei psychischen Vorgängen. Handb. d. norm. und pathol. Physiol. **5**, 199 (1928). — GRAFE, E., u. MAYER: Über den Einfluß der Affekte auf den Gesamtstoffwechsel (Untersuchungen in Hypnose). Z. Neur. **86**, 247 (1923). — GRAFE, E. u. TRAUMANN: Zur Frage des Einflusses psychischer Depressionen in der Vorstellung schwerer Muskelarbeit auf den Stoffwechsel. (Untersuchungen in Hypnose.) Z. Neur. **62**, 237 (1920). — GRANT, S. B. and A. GOLDMAN: Forced respiration: Experimental production of tetany. Amer. J. Physiol. **52**, 209 (1920). — GYÖRGY, P. and H. VOLLMER: Über den Chemismus der Atmungstetanie. Biochem. Z. **140**, 391 (1923).

HAGGARD, H. W.: Alteration of the CO_2 ratio (H_2CO_3: $NaHCO_3$) in the blood during elevation of the body temperature. J. of Biol. Chem. **44**, 131 (1920). —

HANSER, R.: Mißbildung der Leber. Handb. d. spez. Pathol. u. Histol. **5,** 1 (1930). — HARTREE, W. and A. V. HILL: Siehe A. v. MURALT, Zusammenhänge zwischen physikalischen und chemischen Vorgängen bei der Muskelkontraktion. Erg. Physiol. **37,** 406 (1935). HEILMEYERsche Klinik: Siehe CLAUSER. — HENDERSON, Y.: Acapnia and shock IV. Fatal apnea, after excessive respiration. Amer. J. Physiol. **25,** 310 (1909/10). — HENI, F.: Die primär psychogene Magersucht (auch Anorexia nervosa bzw. endokrine Magersucht genannt) und ihre Behandlung. Endokrinologie **28,** 28 (1951). — HENSEL, H.: Ein Gerät zur fortlaufenden Registrierung der integralen Hauttemperatur und der Hauttemperaturen einzelner Körperstellen („Thermointegralschreiber"). Pflügers Arch. **251,** 388 (1949). — Ein vollautomatischer Thermointegralschreiber. Pflügers Arch. **252,** 103 (1949). — Auslösung von Kältezittern durch Kohlensäureatmung. Pflügers Arch. **252,** 165 (1950). — An apparatus for the continous recording of the integral skin temperature and the skin temperature of various places of the body. Submarine Med. Monogr., Ann. II, 1 (1948). — Physiologie der Wärmereception. Erg. Physiol. **47,** 166 (1952). — HENSEL, H., u. Y. ZOTTERMANN: Quantitative Beziehungen zwischen der Entladung einzelner Kältefasern und der Temperatur. Acta physiol. scand. (Stockh.) **23,** 291 (1951). — HESS, W. R.: Die funktionelle Organisation des vegetativen Nervensystems. Basel: B. Schwabe & Co. 1949. — Das Zwischenhirn. Basel: B. Schwabe & Co. 1949. — HERING, P.: Zusammensetzung der Blutgase während der Apnoe. Diss. Dorpat 1867. — HIESTAND, W. A. and J. W. NELSON: Relation of glycemia level to anxid survival of primitive respiratory center in the young rate. Proc. Soc. Exper. Biol. a. Med. **59,** 258 (1945). — HIMWICH, W. A. and H. E. HIMWICH: Pyruvic acid exchange of the brain. J. of Neurophysiol. **9,** 133 (1946). — HIMWICH, W. A., E. HOMBURGER, R. MARESCA and H. E. HIMWICH: Brain metabolism in unanaesthetized and anaesthetized man. Federat. Proc. **5,** 47 (1946). — Brain metabolism in man: Unanaesthetized and in pentothal narcosis. Amer. J. Psychiatry **103,** 689 (1947). — HOCHREIN, M. u. I. SCHLEICHER: Pneumonose oder pulmonale Dystonie. Med. Klin. **1949,** 129. — Herzinsuffizienz und vegetatives Nervensystem. Med. Klin. **1951,** 737. — HOFF, F.: Klinische Physiologie und Pathologie. Stuttgart: G. Thieme 1952. — HOFFMANN, K.: Die Einrechnung der Sonnenwanderung bei der Richtungsweisung des sonnenlos aufgezogenen Stars. Naturwissenschaften **148,** 608 (1953). — HOFSTÄTTER, P. R.: Einführung in die quantitativen Methoden der Physiologie. München 1953. — HOWIND, C.: Vergleichende Untersuchungen über den Energieumsatz und Restaktivität der ruhenden Muskulatur bei plötzlicher Kälteeinwirkung. Inaug.-Diss. Heidelberg 1952. — HOUSTON, C. S. and R. C. RILLY: Respiratory and circulatory changes during acclimatization to high altitude. Amer. J. Physiol. **149,** 565 (1947).

JAFFE, H. L. and R. E. OTTOMAN: Evaluation of radioiodine test for thyroidfunction. J. Amer. Med. Assoc. **143,** 515 (1950). — JAKOB, R.: Der Gasstoffwechsel von Hochdruckkrankheiten unter der Behandlung mit hydrierten Mutterkorn-Alkaloiden. Med. Univ.-Klin. Frankfurt a. M. Z. Kreislaufforsch. **39,** 729 (1950). — JESDINSKY, H. J.: Inaug.-Diss. Bonn 1956. — JÖRGENS, H.: Inaug.-Diss. Bonn 1956. — JOHANSSON, J. E.: Über die Tagesschwankungen des Stoffwechsels und der Körpertemperatur in nüchternem Zustande und vollständiger Muskelruhe. Scand. Arch. **8,** 105 (1898). — JORES, A.: Physiologie und Pathologie der 24 Std-Rhythmik des Menschen. Erg. inn. Med. **48,** 574 (1935). — JORES, A.: Klinische Endokrinologie. Berlin: Springer 1949. — Innersekretorische Krankheiten. Handb. inn. Med. **7,** 1 (1955). — JOSENHANS, W.: Ein einfaches Gerät zur mechanischen Auswertung von Aktionsstromkurven. Klin. Wschr. **1955,** 910.

KAADA, B. R., K. H. PRIBRAM and J. A. EPSTEIN: Respiratory and vascular responses in monk from temporal pole, insula, orbital surface and cingulate gyrus.

J. of Neurophysiol. **12**, 347 (1949). — KATZ, B.: Depolarisation of the sensory terminals and the irritation of impulses in the muscle spindle. Amer. J. Physiol. **111**, 261 (1950). — KETY, S. S., and C. F. SCHMIDT: Effects of altered arterial tensions of CO_2 and O_2 on cerebral blood flow and cerebral O_2 consumption of normal young men. J. Clin. Invest. **27**, 484 (1948). — KLEINSORGE, H., u. G. KLUMBIES: Herz und Seele (Hypnose und Ekg). Dtsch. med. Wschr. **1949**, 4. — KLEINSORGE, H., u. G. BOLLAND: Experimentelle Untersuchungen affektiver Einflüsse auf den Grundumsatz. Med. Klin. **1956**, 41. — KLEITMANN, N.: The sleep wake-fulness cycle of submarine personnel. Chicago: Univ. Chicago Press 1948. — KLEITMANN, N., and A. RAMSAROOP: Periodicity in body temperature and heart rate. Endocrinology (Springfield, Ill.) **43**, 1 (1948). — KOLLER, S.: Graphische Tafeln zur Beurteilung statistischer Zahlen. 3. erg. Auflage. Darmstadt: D. Steinkopff 1953. — KRACHT, J., u. M. SPAETHE: Die Wechselbeziehungen zwischen Schilddrüse und Nebennierenrinde. Virchows Arch. **324**, 83 (1953). — KRÁKORA, B.: Das EEG beim Einschlafen, im Schlaf und in der Hypnose. Neurol. u. Psychol., Prag **16**, 141 (1953). — KRAMER, G.: Heimkehrleistungen von Brieftauben ohne Richtungsdressur. Verh. Dtsch. Zool. Ges. Wilhelmshaven **1951**, 172. — Experiments on bird navigation. Ibis **94**, 265 (1952). — Die Dressur von Brieftauben auf Kompaßrichtung im Wahlkäfig. Z. Tierpsychol. **9**, 245 (1952). — Danebenfliegen und Überfliegen beim Heimflug von Brieftauben. Die Vogelwarte **16**, 146 (1952). — KRETSCHMER, E.: 3. Kurs für Psychotherapie an der Univ.-Nervenklinik Tübingen 1950. — KRETSCHMER, W. u. B. SCHÖNLEBER: Die respiratorischen Kreislaufregulationen bei Neurosen. Z. Psychother. **2**, 144 (1952).

LASSEN, W. A. and O. MUNCK: The cerebral blood flow in man determined by the use of radioactive krypton. Acta physiol. scand. (Stockh.) **33**, 30 (1955). — LEHMANN, G.: Zur Physiologie des Liegens. Arbeitsphysiologie **11**, 253 (1941). — Vortrag bei der Deutschen Gesellschaft für Physiologie 1948. — Praktische Arbeitsphysiologie. Stuttgart: G. Thieme 1953. — LEONHARDT, H. K.: Die Differentialdiagnose von Schilddrüsenkrankheiten und vegetativen Störungen mit Hilfe der Grundumsatzbestimmung im Schlaf. Münch. med. Wschr. **1953**, 284. — LEPPER, E. H. and M. MARTLAND: Influence of meals on the rise of the hydrogen ion concentration of the blood during hyperpnoea. Biochemic. J. **21**, 831 (1927). — Variations in the pH and biocarbonate of the plasma and of the alveolar CO_2 during forced breathing. Biochemic. J. **21**, 823 (1927). — LEWIS, B. I.: Chronic hyperventilation syndrome. J. Amer. Med. Assoc. **155**, 1204 (1954). — LOEB, J.: Muskeltätigkeit als Maß psychischer Tätigkeit. Pflügers Arch. **39**, 592 (1886). — LOEWY, A.: Über den Einfluß der Abkühlung auf den Gaswechsel des Menschen. Pflügers Arch. **46**, 189 (1890). — LÜDERITZ, B.: Untersuchungen über die Rhythmik der Körpertemperatur. Dtsch. Arch. klin. Med. **196**, 123, 318, 383, 400 (1949). — MACH, E.: Analyse der Empfindung. Jena 1900. — MARTINETTO, G. e B. BRUNI: Curaro e metabolismo basale. Possibilità di impiege della sostanza nella diagnosi differenziale degli ipermetabolismi. Minerva Med. (Torino) **1953**, 556. — MARTINI, P.: Über die Ordnungen der Medizin. Studium gen. **6**, 167 (1953). — Methodenlehre der therapeutischklinischen Forschung. Berlin-Göttingen-Heidelberg: Springer 1953. — Diagnostik und Therapie der Hyperthyreose. Dtsch. med. Wschr. **1955**, 1625. — MCADAMS, G. B., and W. T. SALTER: Comparative tests of thyroid function. Ann. Int. Med. **36**, 1198 (1952). — MECKSTROTH, CH. V., R. L. RAPPORT, G. M. CURTIS and S. J. SIMCOX: The laboratory diagnosis of extrathyroidale hypermetabolism. J. Clin. Endocrin. **12**, 1373 (1952). — MEERLOO, A. M.: Über Entwicklung und Störung des Zeitsinns. Z. Neur. **153**, 231 (1935). — MENZEL, W.: Über die Tag-Nacht-Rhythmik menschlicher Körperfunktionen. Münch. med. Wschr. **1941**, 1195. — Bedeutung und Probleme der Tagesrhythmik. Ärztl. Wschr. **1946/47**, 669. —

Wellenlänge und Phasenlage der menschlichen Nierenrhythmik mit Analysen nach dem Blumeschen Verfahren. Z. inn. Med. **116**, 237 (1950). — MENZEL, W., I. JARCK u. H. GÖTTSCH: Tageszeitliche Schwankungen der Blutverteilung als kreislaufregulierender Faktor. Ärztl. Forschg. **1948**, 448. — MERCKER, H., B. OCHWADT u. W. SCHOEDEL: Der Einfluß der Erregungsfrequenz und der Belastung auf Durchblutung und Sauerstoffaufnahme des Skeletmuskels. Pflügers Arch. **251**, 73 (1949). — MILES, W. R. and K. T. BEHANAN: A metabolic study of three unusual learned breathing patterns practiced in the cult of Yoga. Amer. J. Physiol. **109**, 74 (1934). — MILLS, J. N.: Hyperpnoea induced by forced breathing. J. of Physiol. **105**, 95 (1946/47). — MINKOWSKI, E.: Das Zeit- und Raumproblem in der Psychopathologie. Wien. klin. Wschr. **1931**, 380. — MOHAMED, M. S. and J. W. BEAN: Local and general alterations of blood CO_2 and influence of intestinal motility in regulation of intestinal blood flow. Amer. J. Physiol. **167**, 413 (1951). — MOSSO, A.: La physiologie de l'appnée étudiée chez l'homme. Arch. ital. Biol. **40**, 1 (1903). — La ventilation rapide des poumons au moyen d'un appareil que fonctionne avec de l'air comprimé et de l'air raréfié. Arch. ital. Biol. **41**, 192 (1904). — Démonstration des centres respiratoires spinaux au moyen de l'acapnie. Arch. ital. Biol. **43**, 216 (1905). — MOWBRAY, R. R. DE and A. TICKNER: The diagnostic value of estimations of proteinbound iodine in serum. Lancet **1952**, 511. — MÜLLER, E. A., H. MICHAELIS u. A. MÜLLER: Der Energieaufwand für Atmung beim Menschen. Arbeitsphysiologie **12**, 192 (1942). — MUYLDER, E. DE et J. MAISIN: VALEUR comparative du metabolisme de base de l'excrétion urinaire d'iode marqué comme test de la fonction thyroidenne. Ann. d'Endocrin. **12**, 1098 (1951).

NARANJO-VARGAS, P., F. CORNEJO y J. BERMEO: El metabolismo basal en la embaraze y el feto. Rev. españ. Fisiol. **9**, 221 (1953). — NIMS, L. F., E. L. GIBBS and W. G. LENNOX: Arterial and venous blood changes produced by altering arterial carbon dioxide. J. of Biol. Chem. **145**, 189 (1942). — NOELL, W. u. M. SCHNEIDER: Quantitative Angaben über Durchblutung und Sauerstoffversorgung des Gehirns. Pflügers Arch. **250**, 35 (1948).

OBERHOFFER, G.: Methodik der optischen Frequenzanalyse rhythmischer Vorgänge. Verh. d. 4. Konf. d. int. Ges. f. biol. Rhythmusforschg. Acta med. scand. (Stockh.) Supplement, Rhythmuskonf. **1955**, 307. — OLNJANSKAJA, R. P.: Der Einfluß der Hirnrinde auf den Gaswechsel. Physiol. J. UdSSR **15**, 314 (1932). — Der Einfluß der Hirnrinde auf den Gaswechsel. Arch. biol. Wiss. **34**, H. 1—3 (1934). — Der Einfluß der Hirnrinde auf den Gaswechsel. 3. Mitt. Arch. biol. Wiss. **34**, H. 1—3 (1934). — Die Großhirnrinde und der Grundumsatz. Bull. d. Allunionsinst. f. exper. Med. **1934**, 5. — Der Einfluß bedingter Reflexe auf den Grundumsatz. Material zur Allunionssitz. d. Physiol., Biochemiker u. Pharmakologen, Moskau **1934**, 67. — Die Hirnrinde und der Grundumsatz. Thesen 15. int. Physiol. Kongr., Moskau **1935**, 314. — Der Einfluß der Großhirnrinde auf den Gaswechsel. Arbeitsphysiologie **9**, Nr. 5 (1937). — Die Hirnrinde und der Grundumsatz. 1. Mitt. Versuche zur Erforschung der nerval-humoralen Verbindung. Sammelband **3**, 17 (1937). — Über die Wege der Übertragung der Einflüsse von der Hirnrinde auf die oxydativen Prozesse im Organismus. Thesen des Vortrags d. 5. Beratg. über physiol. Probleme. Moskau **1939**, 59. — OLNJANSKAJA, R. P. u. A. D. SLONIM: Der Einfluß der Hirnrinde auf die Wärmeregulation im Organismus. 1. Mitt. Physiol. J. UdSSR **25**, H. 6 (1938). — OPITZ, E., u. M. SCHNEIDER: Über die Sauerstoffversorgung des Gehirns und den Mechanismus von Mangelwirkungen. Erg. Physiol., biol. Chemie u. exper. Pharmak. **46**, 126 (1950). — ORTHNER, H.: Pathologische Anatomie und Physiologie der hypophysär-hypothalamischen Krankheiten. Handb. d. spez. pathol. Anatomie u. Histol **1955**, 543. — OSBORNE, W. A.: Body temperature and periodicity J. of Physiol. **36**, 18 (1907/08).

PARDI, L. u. F. PAPI: Die Sonne als Kompaß bei Talitrus saltador. Naturwiss. 1952. — PATON, W.: The Pharmakology of curare and curarising substances. J. of Pharmacy a. Pharmacol. **1**, 273 (1949). — PETERSEN, H.: Simmondssches Syndrom. (Vier Fälle von Simmondsschem Syndrom, hiervorn drei mit Desoxy-corticosteronacetat, Testosteronpropionat und Thyreoidin und einer mit ACTH behandelt.) Ugeskr. Laeg. **1952**, 351 (ref. Kongreßzentralbl. Inn. Med. 142). — PERKINS, R. F., and E. H. RYNEARSON: Practical aspects of insufficiency of the anterior pituitary gland in the adult. J. Clin. Endocrin. **12**, 574 (1952). PFLEIDERER: Untersuchungen über die quantitativen Beziehungen zwischen Energiestoffwechsel und Muskelinnervation bei geistiger Arbeit. Inaug.-Diss. Heidelberg 1954. — PFLÜGER, E.: Über Wärme und Oxydation der lebenden Materie. Pflügers Arch. **18**, 247 (1878). POLZIEN, P.: Grundumsatzerniedrigung bei Adipösen und Normalgewichtigen ohne Myxödem. Verh. Dtsch. Ges. inn. Med. **60**, 534 (1954). Die Änderungen der Temperaturregulation bei der Gesamtumschaltung durch das autogene Training. Ein physikalischer Nachweis des hypnotischen Zustandes. Z. exper. Med. **125**, 469 (1955). — POOL, J. L. and J. RANSOHOFF: Autonomie effects on stimulating rostrae portion of cingulate gyri in man. J. of Neurophysiol. **12**, 385 (1949). — POPOVICIU, G., G. BENETATO and N. MUNTEAN: La genése du spasme dans la tétanie d'hyperventilation. C. r. Soc. Biol. (Paris) **113**, 1313 (1933). PUCA, A.: Lavoro intellectuale e metabolismo base. Riv. Psicol. **33**, 38 (1937).

QUENSEL, W., u. K. KRAMER: Untersuchungen über den Muskelstoffwechsel des Warmblüters. Pflügers Arch. **241**, 698 (1939).

RADSMA, W. and H. L. GOLTERMAN: The influence of adrenaline and adrenochrome an oxygen consumption of liver homogenates. Biochem. et biophysica Acta (Amsterd.) **13**, 80 (1954). — RANSON, S. W. u. H. W. HAGOUN: The Hypothalamus. Erg. Physiol. **41**, 56 (1939). — RAPPORT, R., G. CURTIS and S. J. SIMCOX: The somnolent metabolic rate (SMR) as an aid in the differential diagnosis of thyroid dysfunction. J. Clin. Endocrin. **11**, 1549 (1951). — REENPÄÄ, Y.: Über Wahrnehmen, Denken und messendes Versuchen. Bibliotheca biotheoretica, Ser. D III Leiden 1947. — Die Schwellenregeln in der Sinnesphysiologie und das psychophysische Problem. Sitzgsber. Heidelberg. Akad. Wiss., Math.-naturwiss. Kl. Abh. 13 (1949). — Die Dualität des Verstandes. Sitzgsber. Heidelberg. Akad. Wiss., Math.-naturwiss. Kl. Abh. 7 (1950). — REIN, H., E. MERTENS u. BÜSCHERL: Über ein Regulaticns-system „Milz-Leber" für oxydativen Stoffwechsel der Körpergewebe und besonders des Herzens. Naturwissenschaften **36**, 223, 260 (1949). — REISS, M.: Untersuchung über Psycho-Endokrinologie. Schweiz. Arch. Neur. **71**, 336 (1953). — REISS, M., R. E. HEMPHILL, R. MAGGS, C. P. HAIGH and J. M. REISS: The significance of the thyroid in psychiatric illners and treatment. Routine examination with a radioactive tracer methode. Brit. Med. J. **4816**, 906 (1953). — RISAK, E.: Zur Klinik des Basedow. Wien. klin. Wschr. **1934**, 161. — RENQVIST-REENPÄÄ: Allgemeine Sinnesphysiologie. Wien 1936. — ROCHA, M., E. SILVA and H. O. SCHILD: The release of histamine by D-tubocurarine from the isolated diaphragm of the rate. J. of Physiol. **109**, 448 (1949). — ROEHRIG, A. u. N. ZUNTZ: Zur Theorie der Wärmeregulation und der Balneotherapie. Pflügers Arch. **4**, 57 (1871). — ROSENKRANTZ, J. A. and C. MARSHALL: Basal metabolic rate in hypertensive vascular disease. Arch. Int. Med. **80**, 81 (1947). — ROSSIER, P. H.: Vortrag, gehalten am 20. Okt. 1938 am Fortbildungskurs der Ärztegesellschaft des Kantons Zürich. Schweiz. med. Wschr. **1939**, 357. — ROSWITH, B., J. A. ROSENKRANTZ, J. SORRENTINO and R. YALOW: Evaluation of diagnostic methods in diseases of thyroid function, with particular reference to radioiodine tracer test. Amer. J. Med. Sci. **223**, 229 (1952).

SAUER, F.: Die Entwicklung der Lautäußerungen von bereits im Ei schalldicht isolierten Dorngrasmücken im Vergleich mit später isolierten und wildlebenden

Artgenossen. Z. Tierpsychol. **11**, 10 (1953). — SAWTSCHENKO, N. S.: Bedingt-reflektorische Schwankungen im Energiestoffwechsel bei Tieren und Menschen. Arb.wiss. Sitz zu Ehren d. Akad. I. P. PAWLOW, Leningrad 1942, 51. — SCHAEFER, H.: Elektrophysiologie, Bd. 2 Wien 1942. — Über das Tonusproblem. Ärztl. Forsch. **3**, 185 (1949). — Theorie der neuromuskulären Übertragung des Muskeltonus. Der Anaesthesist **1952**, 1. — SCHAEFER, H. u. P. HAAS: Über einen lokalen Erregungs-strom an der motorischen Endplatte. Pflügers Arch. **242**, 364 (1939). — SCHMIDT, C. F.: Vortrag in Göttingen. Aus OPITZ-SCHNEIDER: Über die Sauerstoffversorgung des Gehirns und den Mechanismus von Mangelwirkungen. Erg. Physiol. **46**, 152 (1948). — SCHMIDT, C. F. and S. S. KETY: Recent studies of cerebral blood flow and cerebral metabolism in man. Trans. Assoc. Amer. Physicians **60**, 52 (1947). — SCHMIDT, C. F., S. S. KETY and H. H. PENNES: The gaseous metabolism of the brain of the monkey. Amer. J. Physiol. **143**, 33 (1945). — SCHNEIDER, H. H. u. G. STÖTTER: Messung der Erregbarkeitsverhältnisse am motorischen und sensiblen Nerven bei verschiedener Curarin-Dosierung. Arch. exper. Path. u. Pharmakol. **211**, 153 (1950). — SCHULTZ, I. H.: Das autogene Training. Stuttgart 1953. — — SENSENBACH, W., L. MADISON, S. EISENBERG and L. OCHS: The cerebral circu-lation and metabolism in hyperthyroidism and myxedema. J. Clin. Invest. **33**, 1434 (1954). — SEUSING, J.: Untersuchungen über den „respiratorischen" Stoff-wechsel in der eisernen Lunge. Arch. klin. Med. **201**, 279 (1954). — SHAW, W. A.: The relation of muscular action potentials to imaginal weight lifting. Arch. Psychol. **247**, 1 (1940). — SHEEHAN, H. L.: (1) Postpartum necrosis of arterior pituitary. J. of Path. **45**, 189 (1937). — (2) Simmonds' disease due to postpartum necrosis of arterior pituitary. Quart. J. Med. **8**, 277 (1939). — SHEEHAN, H. L. and V. K. SUMMERS: The syndrome of hypopituitarism. Quart. J. Med. New Sero. **18**, 319 (1949). — SHOCK, N. W. and A. B. HASTINGS: Characterization and interpretation of displacement of the acid-base balance of the blood. J. of Biol. Chem. **112**, 239 (1935). — SIMPSON, G. E. and A. H. WELLS: Effect of overbreathing and of breathing relatively high concentrations of CO_2 and the urinary excretion of water and chlorides. J. of Biol. Chem. **76**, 171 (1928). — SLONIM, A. D.: Über die Rolle der höchsten Anteile des Zentralnervensystems bei der Wärmeregulation im Orga-nismus. Thesen d. Vortrags d. III. Berat. über physiol. Probl. Leningrad 1938, 51. — Der Einfluß der Hirnrinde auf die Wärmeregulation im Organismus. 2. Mitt. Physiol. J. UdSSR **25**, 6 (1938). — SLONIM, A. D. u. R. J. BESUJEWSKAJA: Material zur vergleichenden Physiologie der Thermoregulation. 6. Mitt. Bull. exper. Biol. u. Med. Moskau **10**, 1 (1940). — SLONIM, A. D. u. O. P. STSCHERBAKOWA: Zu einer vergleichenden Physiologie der Thermoregulation. 1. Mitt. Bull. d. Allunions-inst. f. exper. Med. **1934**, 8. — Material zu einer vergleichenden Physiologie der Thermoregulation. 4. Mitt. Bull. d. Allunionsinst. f. exper. Med. **1935**, 11. — Material zu einer vergleichenden Physiologie der Thermoregulation. 6. Mitt. Bull. d. Allunionsinst. f. exper. Med. **1935**, 11. — Material zu einer vergleichenden Physiologie der Thermoregulation. 5. Mitt. Bull. d. Allunionsinst. f. exper. Med. **1935**, 11. — Ma-terial zu einer vergleichenden Physiologie der Thermoregulation. 3. Mitt. Bull. d. Allunionsinst. f. exper. Med. **1935**, 11. — Material zu einer vergleichenden Physiologie der Thermoregulation. 2. Mitt. Bull. d. Allunionsinst. f. exper. Med. **1935,**, 11. — Über den Einfluß hoher Umwelttemperaturen auf den Gaswechsel und die Körper-temperatur. Physiol. J. UdSSR **25**, 6 (1938). — SMIRNOW, K. M.: Das Minuten-volumen des Herzens beim Hund und seine bedingt-reflektorische Regulation bei Muskelarbeit. Diss. Leningrad 1940. — Das Minutenvolumen des Herzens beim Hund und seine bedingt-reflktorische Regulation bei Muskelarbeit. Bull. exper. Biol. u. Med. Moskau **11**, 6 (1941). — SMITH, S. M., H. O. BROWN, J. E. POMAN and L. S. GOODMAN: Lack of cerebral effects of d-tubocurarine. Anesthesiology Vol. 8, 1 (1947). — SPECK, C.: Untersuchungen über die Beziehungen der geistigen

Tätigkeit zum Stoffwechsel. Arch. exper. Pathol. **15**, 81 (1882). — STOCKVIS, B.: Hypnose psyche en bloeddruck. Tijdstrom, Lochem 1937. — STONE, W. E.: Acidsoluble phosphorus compounds and lastic in the brain. J. of Biol. Chemie **135**, 43 (1940). — STONE, W. E., J. E. WEBSTER and E. S. GURDJIAN: Chemical changes in the cerebral cortex associated with convulsive acitivity. J. of Neurophysiol. **8**, 233 (1945). — STROTHER, G. B.: The role muscle action in interpretative reading. J. Gen. Psychol. **41**, 3 (1949). — SZONDI: Experimentelle Triebdiagnostik. Bern 1947.

TALBOTT, J. H., S. COBB, F. S. COMBS, M. E. COHEN and W. V. CONSOLAZIO: Acid-base balance of the blood in a patient with histerical hyperventilation. Arch. of Neur. **39**, 973 (1938). — TANGL, F. u. F. VERZÁR: Über die Wirkung von Curare und verschiedenen Narkotika auf den Gaswechsel. Biochem. Z. **92**, 318 (1918). — THAUER, R.: Der Einfluß der Narkose auf die normale Wärmeregulation und das Fieber, zugleich ein Beitrag zur Frage des zentralen Wärmeregulationsmechanismus (Wärmezentrum). Pflügers Arch. **246**, 372 (1942). — Die Anpassung des Menschen an seine thermische Umwelt. Vortrag, gehalten in Dortmund 1954. — Physiologie der Thermoregulation. Acta neurovegetativa **11**, 12 (1955). — TURNER, DELAMATER and PROVINEL: J. Clin. Invest. **19**, 515 (1940). Cit. da BONATI e cole. — TUTTLE, W. W.: The effect of attention or mental activity on the patellar tendon reflex. J. of Exper. Psychol. **7**, 401 (1924).

VÖLGYESI, F. H.: Pawlow und die Hypnose: Beeinflussung der vegetativen Reflexe und der sogenannten autonomen Organfunktion durch Hypnosetherapie. Vortr. am 15. int. Kongr. f. Physiol. Moskau, Leningrad 1925. The Sechenow J. of Physiol. of the UdSSR **12**, 5 (1936). — Hypnosetherapie und psychosomatische Probleme. Stuttgart: Hippokrates 1951. — VÖLKER, H.: Über die tagesperiodischen Schwankungen einiger Lebensvorgänge des Menschen. Pflügers Arch. **215**, 43 (1927).

WACHHOLDER, K.: Unser Energiebedarf und seine Einschränkbarkeit bei herabgesetzter Nahrungszufuhr. Z. inn. Med. **1**, 129 (1946). — Energiebedarf für körperliche Arbeit und Erhaltungsumsatz. Pflügers Arch. **250**, 534 (1948). — Der Einfluß körperlicher Arbeit auf die spezifisch-dynamische Stoffwechselsteigerung. Pflügers Arch. **251**, 485 (1949). — Minimum und Optimum der Kalorienzufuhr. Vortragsfolge d. Nordwestd. Ges. f. inn. Med. Lübeck 1954, 53. — Grenze der optimalen Kalorienzufuhr. Dtsch. med. Wschr. **1955**, 1463. — WACHHOLDER, K. u. H. FRANZ: Die spezifisch-dynamische Stoffwechselsteigerung bei gemischter Kost. Pflügers Arch. **247**, 632 (1944). — WADSWORTH, R. C. and C. McKEON: Pathologic and mental alterations in case of Simmonds' disease. Arch. of Neur. **46**, 277 (1941). — WAHL, O.: Neue Untersuchungen über das Zeitgedächtnis der Biene. Z. vgl. Physiol. **16**, 568 (1932). — WEIZSÄCKER, V. v.: Körpergeschehen und Neurose, analytische Studie über somatische Symptombildung. Stuttgart: Ernst Klett-Verlag 1947. — WENZL, A.: Theorie der Begabung. Leipzig 1934. — WERNER, S. C., and H. HAMILTON: Hyperthyroidism without apparent hypermetabolism. J. Amer. Med. Assoc. **146**, 450 (1951). — WEZLER, K.: Verhandlungen Deutscher Balneologen, Klimatologen, Rheumatologen. Bad Neuenahr 1949. — WOHLFAHRT, G., B. FEINSTEIN u. J. FLEX: Über die Beziehungen zwischen elektromyographischen und anatomischen Befunden in normalen Muskeln und bei neuromuskulären Erkrankungen Arch. Psychiatr. u. Z. Neur. **191**, 478 (1954).

Sachverzeichnis